DÉTERMINER L'INFLUENCE

DE L'ÉDUCATION PHYSIQUE ET MORALE SUR LA PRODUCTION DE LA

SUR-EXCITATION

DU SYSTÈME NERVEUX

ET DES

MALADIES QUI SONT UN EFFET CONSÉCUTIF DE CETTE SUR-EXCITATION.

Extrait du IXe volume des *Mémoires de l'Académie royale de Médecine.*

DÉTERMINER L'INFLUENCE

DE L'ÉDUCATION PHYSIQUE ET MORALE SUR LA PRODUCTION DE LA

SUR-EXCITATION

DU SYSTÈME NERVEUX

ET DES

MALADIES QUI SONT UN EFFET CONSÉCUTIF DE CETTE SUR-EXCITATION.

Par M. le docteur L. CERISE.

Mémoire couronné par l'Académie royale de médecine, dans la séance publique annuelle du 17 décembre 1840.

> Si l'espèce humaine peut être perfectionnée, c'est dans la médecine qu'il faut en chercher les moyens.
>
> (DESCARTES.)
>
> Ici le moraliste et le médecin marchent sur la même ligne. (CABANIS.)

A PARIS,

CHEZ J.-B. BAILLIÈRE,

LIBRAIRE DE L'ACADÉMIE ROYALE DE MÉDECINE,

RUE DE L'ÉCOLE DE MÉDECINE, 17.

LONDRES, CHEZ H. BAILLIÈRE, 219, REGENT-STREET.

1841.

DÉTERMINER L'INFLUENCE

DE L'ÉDUCATION PHYSIQUE ET MORALE SUR LA PRODUCTION DE LA

SUR-EXCITATION

DU SYSTÈME NERVEUX

ET DES

MALADIES QUI SONT UN EFFET CONSÉCUTIF DE CETTE SUR-EXCITATION.

AVANT-PROPOS.

Signification de chacun des termes de la question. — Appréciation des recherches nécessaires pour en obtenir la solution. — Plan et division du mémoire.

Avant d'entrer en matière, nous croyons qu'il est de notre devoir de dire nettement et franchement comment nous concevons le problème posé par l'Académie, et quelle est, à nos yeux, la signification des termes dont il se compose. Nous croyons devoir

agir ainsi dans le but de rendre plus facile la tâche de nos juges,
dans le but aussi de nous imposer à nous-même des limites que,
dans un sujet aussi vaste, nous pourrions être entraîné à franchir
à chaque instant.

Nous ne nous dissimulons point l'étendue de la question que
nous nous proposons de résoudre. Nous devrions peut-être reculer
devant les recherches difficiles qu'elle réclame. Ce n'est pas néanmoins pour la réduire à de moins vastes proportions que nous
croyons devoir en définir les termes avec toute la précision dont
le sujet est susceptible. Telle n'est pas notre pensée. Nous nous
plaisons au contraire à reconnaître la grandeur et l'importance
qui] la caractérisent. A notre avis, en posant cette question
comme elle l'a fait, l'Académie a fait preuve d'une haute intelligence philosophique. Notre intention n'est donc pas d'amoindrir
ni de dissimuler la portée des termes dans lesquels elle a été posée.
Nous les acceptons dans toute l'étendue de leur signification ;
mais cette étendue a pourtant des limites. Il nous importe d'en
écarter ces vagues interprétations qui accompagnent ordinairement les termes généraux, correspondant à des faits mal définis.

Les termes *éducation, éducation physique, éducation morale, sur-excitation du système nerveux, maladies qui sont
un effet consécutif de cette sur-excitation*, sont certainement
au nombre de ceux dont la signification a le plus besoin d'être
précisée. Ce ne sera qu'après les avoir définis en suivant l'ordre
dans lequel nous venons de les énoncer, que nous pourrons dire
comment nous comprenons la question elle-même et les recherches qui doivent en amener la solution.

§ I. Signification de chacun des termes de la question.

L'*éducation* peut être définie : l'ensemble des moyens dont la
société et la famille disposent pour éclairer et diriger l'activité
humaine, et pour en développer convenablement les instrumens
organiques, en agissant soit sur les populations en général, soit
sur chaque individu en particulier. Ainsi définie, l'éducation se

trouve considérée dans l'ensemble des faits qui, dans l'ordre social comme dans l'ordre privé, concourent au même résultat. Pour le médecin qui veut apprécier l'influence de l'éducation sur la production des phénomènes physiologiques et pathologiques du système nerveux, l'éducation publique et l'éducation privée ne sauraient être séparées. L'une et l'autre se confondent; elles doivent être également et simultanément examinées, car elles se réunissent pour imprimer dans les profondeurs de l'organisme des empreintes durables et souvent funestes (1).

L'*éducation physique* est l'ensemble des moyens dont la société et la famille disposent dans le but de développer convenablement toutes les aptitudes fonctionnelles de l'organisme considéré comme instrument de l'activité morale et intellectuelle de l'homme.

L'*éducation morale* est l'ensemble des moyens dont la société et la famille disposent afin de donner aux hommes un but d'activité, de répandre la connaissance du bien et du mal, du vrai et du faux, de créer et de développer les sentimens qui doivent les diriger dans toute leur vie. Il est facile de voir, par cette définition, que nous excluons du domaine de la vie individuelle l'origine des notions prétendues innées, et des sentimens prétendus naturels qui caractérisent l'activité morale et intellectuelle de l'homme. Ces notions et ces sentimens ont sans doute leur condition d'existence, soit dans les facultés de l'âme, soit dans les aptitudes de l'organisme, mais c'est après avoir été fécondée par le contact éducateur de la société, par le contact des enseignemens au moyen du langage et des institutions sociales, que ces facultés et ces aptitudes prennent dans les individus une forme déterminée,

(1) « Dans l'éducation physique, dit Cabanis, il faut comprendre sans doute le régime, et non-seulement le régime propre aux enfans, mais encore celui qui convient à toutes les époques de la vie : comme sous le titre d'éducation morale il faut comprendre également l'ensemble des moyens *qui peuvent agir et sur l'esprit et sur le caractère de l'homme, depuis sa naissance jusqu'à sa mort.* Cet homme, environné d'objets qui font sans cesse sur lui de nouvelles impressions, ne discontinue pas un seul instant son éducation. » (*Rapports du physique et du moral*, 1er mémoire.)

un caractère moral et intellectuel. Les notions et les sentimens varient avec les influences sociales et éducatrices au milieu des quelles l'homme est placé ; ils varient avec la civilisation des peuples et avec les époques de l'histoire. Or, l'action de ces notions et de ces sentimens sur le système nerveux est immense, cette action est telle que nous regardons l'éducation morale comme l'auxiliaire le plus puissant de l'éducation organique. Celle-ci de son côté doit être considérée comme un auxiliaire précieux de l'éducation morale. Nous croyons devoir énoncer, avant d'aller plus loin, ces idées qui dominent toutes les généralités de notre travail. Elles trouveront ailleurs leur développement.

S'agit-il maintenant de déterminer ce que l'on doit entendre par ces mots : *sur-excitation du système nerveux*. Ici la précision devient d'autant plus difficile qu'on cherche davantage à l'atteindre. Il faut d'abord avouer que les termes nous manquent dans la science pour désigner tous les modes d'impressionnabilité(1) et d'innervation anormale, qu'on comprend sous le nom de sur-excitation du système nerveux. Cette sévère appréciation des faits qui doit servir de base à toute œuvre scientifique est ici extrêmement épineuse. S'il faut le dire franchement, nous croyons que la condition pathologique désignée par ces mots est non-seulement très-confusément exprimée, mais encore très-confusément conçue. Et qui ne sait que, quand il s'agit d'apprécier les faits particuliers présentés sous la vague formule d'un fait général qui lui-même échappe à l'analyse, l'incertitude et l'obscurité nous font accuser et l'imperfection du langage et l'imperfection de la science ! C'est ce qui nous est souvent arrivé dans le cours des recherches dont nous venons avec confiance offrir les résultats. Nous avons été conduit à connaître que les mots : *sur-excitation du système nerveux*, sont employés indifféremment pour expri-

____

(1) Le mot *impressionnabilité* n'est pas français, nous le savons ; mais, comme il est très-propre à exprimer les phénomènes que nous avons plus particulièrement à étudier, nous nous en servons pour éviter la confusion qui est attachée au mot *sensibilité* dont les physiologistes ont tant abusé.

mer des faits qui sont loin d'être les mêmes et qu'il importait peut-être de distinguer. S'agit-il d'exprimer des faits de sur-excitabilité nerveuse qui n'appartiennent pas encore à l'état de maladie quoiqu'ils soient déjà éloignés de l'état de santé, qui caractérisent une prédisposition générale plutôt qu'une affection déterminée (1)? S'agit-il d'énoncer une condition pathogénique, mystérieuse et profonde, ou, en d'autres termes, la cause prochaine des désordres nerveux qui ont lieu sans pyrexie et sans altérations anatomo-pathologiques évidentes (2)? S'agit-il d'indiquer une maladie particulière, caractérisée par des symptômes protéiformes, et qui, par l'absence d'un symptôme prédominant, aurait échappé à la coordination des nosologistes (3)? S'agit-il enfin de formuler un groupe, une catégorie d'affections nerveuses qu'un caractère commun permettrait de rallier sous une dénomination générique (4)? Voilà quatre significations bien distinctes qui se trouvent en présence, et entre lesquelles l'esprit flotte incertain. Laquelle devons-nous regarder comme la plus conforme à la pensée qui a dicté les termes du problème qui nous occupe? Nous n'hésitons pas à répondre : nous croyons qu'aucune d'elles ne saurait être complètement rejetée, nous croyons que le vague de l'expression, laissant une large part à l'interprétation, semble nous convier à les accepter toutes et à les considérer comme présentant les divers aspect sous lesquels la sur-excitation du système nerveux doit être envisagée. Mais avant de nous prononcer définitivement, voyons si les derniers termes du problême ne viennent point à notre secours, voyons s'ils ne viennent point nous révéler la véritable signification de ce mot.

Évidemment les *maladies qui sont un effet consécutif de la sur-excitation du système nerveux*, impliquent une relation

(1) Nous désignons cet état sous le nom de *sur-excitabilité nerveuse*.

(2) Nous désignons cette condition pathologique sous le nom de *sur-excitation nerveuse*.

(3) Nous désignons cette maladie sous le nom de *névropathie protéiforme*.

(4) Nous désignons ce groupe sous le nom de *névroses*.

de cause et d'effets qui semble devoir fixer notre pensée. La sur-
-excitation du système nerveux, considérée comme *une prédisposition générale* aux troubles de l'impressionnabilité et de l'innervation, doit plus particulièrement correspondre à cette condition
physiologique de l'organisme, dont on signale un certain nombre de maladies comme *un effet consécutif.* Cette relation de
cause et d'effets disparaît plus ou moins complétement dans les
trois dernières significations que nous venons d'énumérer. La
sur-excitabilité nerveuse se distingue de ces maladies comme
une cause se distingue de ses effets. Toutefois comme, dans un
problème aussi complexe, il y a toujours, dans les faits quelque
chose qui échappe à la logique du langage, nous persistons à
croire que nous devons conserver à la sur-excitation du système
nerveux les diverses interprétations que nous avons cru pouvoir
en donner, sauf à accorder la prééminence à celle que semblent
faire triompher les derniers termes de la question.

Quelles sont ces maladies qui sont un effet consécutif de la sur-
excitation du système nerveux?... Ces maladies sont la plupart
de celles qui ont été désignées par les noms de *névroses*, de *vapeurs*, de *spasmes*, d'*affections nerveuses*, *venteuses*, *convulsives*, *hystériques*, *hypocondriaques*, *mentales*, de *vé-
sanies*, de *névropathies*, de *cérébropathies*, de *névralgies*,
de *viscéralgies*, etc.; maladies distinguées par des groupes de
symptômes qui diffèrent et que réunit néanmoins un caractère
commun, la prédominance des troubles de l'impressionnabilité
et de l'innervation. Pour éviter les inconvéniens qui résultent
de la diversisté et de l'inexactitude des dénominations qui ont été
données à ces maladies, nous aurons soin de les soumettre à une
coordination qui en facilitera l'appréciation étiologique. La prédominance des désordres intellectuels et affectifs, celle des troubles sensoriaux et musculaires, celle de quelques phénomènes
anormaux de la vie de nutrition, serviront à les différencier
d'une manière aussi exacte que possible.

§ II. Appréciation de l'étendue de la question et des recherches préliminaires nécessaires pour en obtenir la solution.

Résoudre un problème, c'est découvrir et déterminer le rapport qui existe entre les deux termes d'une question. Dans le problème qui nous occupe, il s'agit de découvrir et de déterminer le
rapport qui existe entre l'éducation et la sur-excitation du système nerveux. Pour rendre cette détermination possible, il nous
était nécessaire de bien connaître, d'un côté, l'action exercée par
les moyens dont l'éducation dispose sur les conditions physiologiques de l'excitation nerveuse et sur la production des phénomènes d'impressionnabilité et d'innervation, et de l'autre, les
conditions pathologiques qui sont désignées par les mots *sur-
excitation du système nerveux*. Il fallait donc introduire dans
notre travail deux ordres d'appréciations, correspondant aux deux
élémens généraux de la question, dont l'un nous ferait invoquer
les secours de la physiologie, et dont l'autre nous appelerait sur
le terrein de la pathologie. Et ces deux ordres d'appréciation
préliminaires, loin d'être étrangers à la solution réclamée, en
poseraient largement les bases, ils y conduiraient logiquement et
nécessairement ; ils nous feraient pénétrer profondément dans la
solution elle-même. Nous avons demandé à la science des physiologistes le secret des phénomènes merveilleux que l'éducation,
l'éducation morale surtout est en puissance de produire dans les
profondeurs de l'organisme nerveux, et à la science des pathologistes le secret pathogénique et la coordination nosologique de
ces désordres fonctionnels si nombreux et si complexes, dont
l'ensemble est si vaguement exprimé par les mots sur-excitation
du système nerveux.

C'est ainsi que nous avons vu s'agrandir le problème que nous
avions à résoudre ; nous avons pensé que la science, n'ayant point
encore fixé nos connaissances, dans l'appréciation des faits généraux, physiologiques et pathologiques, qui devaient fournir les
élémens principaux à la solution du problème, nous courrions le

risque de nous avanturer dans les voies d'un aveugle et stérile empirisme, si nous ne tachions d'y suppléer par nos propres efforts.

Voici, en quelques mots, l'exposé sommaire des recherches préliminaires auxquelles il était de notre devoir de nous livrer, avant d'aborder directement la solution de la question.

1° Nous avions à faire œuvre de discernement entre les influences dont l'activité éducatrice de l'homme dispose et les influences bien différentes qui, appartenant au milieu physique et aux conditions physiologiques, échappent à son empire. Or, ces influences de nature si diverse, sont si souvent et si étrangement confondues, dans la science moderne, que, ne pas faire œuvre de discernement entre elles, c'eût été porter cette confusion dans tout ce que nous aurions à dire sur les résultats physiologiques et pathologiques de l'éducation. Cette appréciatiou rendait nécessaire quelques considérations générales, philosophiques et historiques ayant pour objet de montrer les diverses influences à l'aide desquelles l'humanité intervient dans ses propres destinées. Il importait surtout de montrer l'action des enseignemens par le langage et par les institutions sociales, sur les phénomènes de la vie morale et intellectuelle de l'homme et sur les opérations cérébrales qu'elle réclame. Ces considérations, présentées dans une *introduction*, nous ont conduit à classer, dans l'ordre de leurs rapports avec le système nerveux, tous les moyens propres à l'éducation physique et à l'éducation morale.

2° Nous devions ensuite, divisant notre mémoire en deux parties, consacrer la première à étudier l'influence exercée par chacun des moyens dont l'ensemble constitue l'éducation sur la production et sur les conditions physiologiques de l'excitation nerveuse. Il était nécessaire, pour cela, de procéder à l'analyse et à la coordination des phénomènes d'impressionnabilité et d'innervation, considérés dans leurs rapports généraux avec les influences éducatrices. C'est en soumettant à une analyse sévère les faits d'éducabilité que nous avons pu donner sur la sur-excitabilité nerveuse, une théorie propre à en préciser la signification pathogénique et à en formuler les nombreux phénomènes. Nous devions ensuite apprécier l'action de la circulation générale dépendant du *régime* et celle de la circulation locale dépendant des *exercices*. Nous devions déterminer l'action sur l'organisme nerveux des *enseignemens*, source des sentimens et des idées, des antipathies et des sympathies, des affections et des haines, source, en un mot, d'un grand nombre de notions et de désirs qui provoquent les opérations cérébrales dans les faits d'imagination, de mémoire, de raisonnemens, etc. Nous devions enfin déterminer l'action sur l'organisme nerveux des exemples, des arts d'expression, des récompenses et des peines qui sont les *moyens auxiliaires des enseignemens*. Il fallait porter dans cette détermination difficile les lumières d'une physiologie positive. Tout cela demandait une série de développemens que, sans doute, nous avons dû abréger, mais qui devaient nécessairement agrandir le champs de nos investigations.

Tel est l'énoncé des recherches préliminaires auxquelles nous avons consacré l'introduction et les deux sections de la première partie de notre travail (1).

§ III. Plan et division du mémoire. — Quelques réflexions générales.

Ce mémoire, ainsi que nous venons de l'indiquer, est divisé en deux parties que précède une introduction. Déjà, nous avons énoncé les recherches physiologiques et pathogéniques qui devaient être abordées dans cette introduction et dans les deux sections de la première partie. Nous n'y reviendrons pas. Nous nous bornerons à indiquer les recherches pathologiques et cliniques qui, dans la deuxième partie, devaient nous conduire à la solution du problème étiologique. Pour n'omettre aucune des considérations pathologiques et cliniques qui devaient nous conduire directement à la solution réclamée, il était indispensable

(1) L'introduction et les deux sections de la première partie du mémoire ne pouvant être imprimées dans toute leur étendue, l'auteur les a réduites en propositions qui en offrent à la fois le résumé analytique et les conclusions.

de présenter sous trois aspects différens, les rapports qui existent entre les influences éducatrices, morales ou physiques, et la sur-excitation du système nerveux.

, Dans une première section, nous devions établir une coordination raisonnée des diverses formes de la sur-excitation nerveuse, ou, en d'autres termes; *des diverses maladies qui en sont un effet consécutif*, considérées d'une manière générale dans leurs rapports avec le régime, les exercices, les enseignemens et les moyens auxiliaires des enseignemens (1).

Dans une seconde section, nous devions examiner successivement les moyens dont l'éducation physique et morale dispose, en nous attachant d'une manière spéciale à déterminer l'influence exercée par la mauvaise direction du régime et des exercices, des idées et des sentimens, sur la production des diverses formes de la surexcitation nerveuse (2).

Dans une troisième et dernière section, nous devions, dans la crainte d'avoir sacrifié aux exigences d'une exposition méthodique quelques observations plus ou moins importantes, rappeler toutes les causes signalées par les auteurs comme étant propres à produire la surexcitatiou nerveuse et apprécier la part d'action qui, dans chacune de ces causes, peut être considérée comme appartenant à l'éducation morale et physique, sociale et privée (3).

L'ensemble des recherches préliminaires et directes, physiologiques et étiologiques dont nous venons d'esquisser rapidement le programme, avaient pour but et devaient avoir pour résultat de nous conduire plus sûrement à la solution théorique et pratique du problème. Cet ensemble de recherches devait nous permettre de déterminer avec toute la rigueur dont un sujet aussi vaste est susceptible l'influence de l'éducation *sur les fonc-*

(1) Cette première section de la deuxième partie a été également réduite en propositions.

(2) Cette deuxième section étant consacrée à la solution directe de la question tiologique, a été conservée et publiée tout entière.

(3) Cette troisième section a été réduite en proposition.

tions, le développement et les maladies du système nerveux.

Tous ceux qui sont au courant des travaux physiologiques essayés jusqu'à ce jour savent que la voie dans laquelle nous nous sommes engagé n'a pas été souvent frayée. Nous ne nous faisons donc aucune illusion sur l'étendue et le nombre des résultats auxquels nous avons été conduit dans la solution d'un problème aussi compliqué. Obligé comme nous l'étions de rechercher les lois physiologiques en vertu desquelles l'éducation physique et morale pénètre le milieu organique, pour y produire les changemens que traduisent au dehors le caractère, les mœurs, l'habitude, la santé, les maladies, etc., nous nous trouvions entraîné dans une carrière immense et nouvelle dans laquelle la science moderne est loin d'avoir fait l'application de cette méthode rigoureuse et sévère dont elle se glorifie. Il s'agit, en effet, dans ce mémoire, de montrer le plus grand des phénomènes de l'activité humaine, la direction éducatrice du régime et des exercices, des idées et des sentimens, se matérialisant en quelque sorte dans l'intimité des tissus pour se produire sur la scène du monde avec ses résultats moraux et intellectuels, individuels et sociaux. Tel est le point de vue où nous nous sommes placé et qui rend raison de la marche que nous avons suivie.

INTRODUCTION (1).

Considérations philosophiques et historiques.

Résumé analytique et conclusions.

1° L'homme trouve dans la société une source d'influences

(1) L'introduction est intitulée : **Considérations générales sur l'empire réservé**, *dans la direction des destinées humaines, à l'activité éducatrice de l'homme. — Exposé sommaire des moyens dont l'emploi constitue l'éducation morale et physique, sociale et privée.*

éducatrices inconnue aux animaux et qui l'en sépare radicalement.

2° La société est dépositaire des notions dont la possession est nécessaire à la production des phénomènes de la vie humaine.

3° L'intervention du langage parlé ou figuré est nécessaire d'une part à la transmission de ces notions, et de l'autre, à la production des opérations cérébrales nombreuses et étendues que réclament les manifestations de la vie morale et intellectuelle de l'homme.

4° Les signes du langage interviennent dans tous les phénomènes de la vie dite animale ou de relation dont il accroît le nombre et l'intensité d'une manière vraiment prodigieuse. Il en résulte pour le système nerveux de l'homme des opérations et des maladies inconnues chez les animaux.

5° L'intervention du langage dans les phénomènes de l'organisme de l'homme en rend l'éducabilité tout-à-fait différente de celle des animaux. A cet égard, l'homme est doué d'une aptitude tellement distincte que nous avons cru pouvoir dire que la société est appelée à en compléter le développement, en lui imprimant le cachet de sa création et en l'assimilant en quelque sorte à sa propre vie.

6° L'homme a la faculté, par la tradition orale ou écrite, par les institutions religieuses et politiques, d'opérer dans l'organisme non seulement des générations actuelles, mais encore des générations futures, des modifications physiologiques transmissibles héréditairement, et d'opposer ces modifications aux influences physiques et organiques qui dominent exclusivement les animaux.

7° La vie de l'homme doit donc être étudiée d'après des principes et une méthode différens de ceux qui sont généralement en usage en physiologie. Il n'est pas plus permis de confondre l'homme avec l'animal qu'il n'est permis aux philosophes, aux historiens et aux publicistes de confondre les influences du milieu social avec celle du milieu physique.

8° Les enseignemens de l'histoire complètent ceux de la physiologie humaine. Ils nous démontrent que la prédominance de quelques phénomènes déterminés d'impressionnabilité et d'innervation qu'on représente comme étant, chez certains peuples, le résultat des causes physiques et organiques, est due, en général, à l'influence des institutions religieuses et politiques. L'histoire du mysticisme, du suicide, de la bravoure militaire, de l'esclavage, etc., fournissent une preuve irrécusable de ce fait trop souvent reconnu par les physiologistes.

9° L'éducation privée ne saurait être isolée de l'éducation sociale, quoique l'une ait pour objet d'agir sur les populations en général, tandis que l'autre a plus spécialement pour objet d'agir sur chaque individu en particulier. L'éducation sociale fait nécessairement irruption dans le sein des familles ; leur existence en dépend. Elle règne d'ailleurs à peu près sans contrôle sur les classes pauvres qui sont les plus nombreuses.

10° Le médecin doit donc regarder l'éducation sociale et les institutions qui en sont l'expression comme des forces dont la société dispose, qu'elle peut modifier ou maintenir à son gré ; il doit, reconnaissant le pouvoir que la société exerce sur le développement de l'organisme humain, appeler énergiquement son concours à l'amélioration morale, intellectuelle et physique des hommes.

11° L'éducation est distinguée, d'après le but spécial qu'on se propose, en éducation spirituelle et en éducation organique. L'une et l'autre néanmoins agissent sur l'organisme et réclament, à cause de cela, l'intervention active et éclairée du médecin. Il doit faire servir l'autorité dont il est revêtu par la société au triomphe de la moralité et de la santé publiques qui sont inséparables.

12° L'éducation spirituelle a pour but de féconder l'activité morale et intellectuelle de l'homme, ou, en d'autres termes, de créer à la fois sa moralité et son intelligence. L'éducation organique a pour but de développer les aptitudes physiologiques qui concourent à la manifestation de cette activité. L'une dirige les idées et les sentimens, l'autre le régime et les exercices.

PREMIÈRE PARTIE.

Recherches physiologiques et pathogéniques.

1re SECTION (1). *Résumé analytique et conclusions.*

1° La théorie de l'excitabilité, contenue dans de justes limites, est celle qui, mieux que toute autre, sert à coordonner les phénomènes physiologiques et pathogéniques du système nerveux. Elle dispose d'ailleurs d'un langage qui est entré profondément dans l'économie de la science, et dont un des principaux termes de la question nous impose l'usage. Elle nous offre surtout cet avantage de nous mettre sur la voie des recherches que nous avons à faire touchant l'action physiologique de l'éducation.

2° L'excitabilité du système nerveux est l'aptitude en vertu de laquelle divers organes et divers appareils de ce système entrent en fonction sous l'influence d'un agent approprié qui prend à cause de cela le nom d'*excitant*. L'excitation n'est autre chose que cette entrée en fonction d'un organisme excitable.

3° Dans l'organisme nerveux, le phénomène de l'excitation résulte d'un rapport déterminé par un agent excitant, entre le sang artériel et le tissu nerveux.

4° Toute excitation nerveuse est donc le résultat du concours d'un élément sanguin et d'un élément nerveux. Toute excitation peut donc être représentée par un produit formé du contact de ces deux élémens.

5° Ce produit, considéré dans ses élémens peut être appelé : *production névro-artérielle* ou *névrosité*. La névrosité est une force qui, étant dégagée dans une excitation périphérique, se transmet à un point déterminé de la centralité nerveuse, et réci-

---

(1) Cette section porte pour titre : *Essai d'une théorie générale de l'éducabilité et de la sur-excitabilité du système nerveux, ou Des excitations nerveuses considérées dans leurs rapports avec l'éducation.*

proquement. Dans le premier cas, elle constitue un fait d'impressionnabilité et dans le second, un fait d'innervation.

6° Dans chaque excitation, il y a déperdition névro-artérielle,
et cette déperdition est d'autant plus considérable que l'excitation est plus prolongée, et se propage dans une continuité nerveuse plus considérable.

7° Les intermittences de repos que réclament les opérations
du système nerveux, dans les phénomènes d'impressionnabilité
et d'innervation, sont destinées à réparer les élémens de la névrosité.

9° Lorsqu'un appareil nerveux n'a pas reçu par l'exercice le
développement nécessaire à la production normale de la névrosité, il y a à la fois disposition à la congestion sanguine et à l'é-
puisement. L'excitation, dans ce cas, ne peut avoir lieu qu'avec
douleur et effort; il y a sur-excitabilité nerveuse.

10° L'exercice d'un appareil nerveux n'est autre chose que le
renouvellement gradué des excitations normales qui y sont produites. L'exercice donne lieu au développement du tissu nerveux,
parce qu'il y fait intervenir plus fréquemment le sang artériel.
Celui-ci, en même temps qu'il consacre un élément actif à la production de la névrosité, fournit à la nutrition vasculo-médulaire
les élémens plastiques qu'elle réclame.

11° L'habitude est, dans ce cas, un fait de nutrition. Il ne
faut pas dire que l'habitude émousse la sensibilité; il faut dire
qu'elle diminue la sur-excitabilité du système nerveux, et qu'elle
accroit l'intensité et la netteté des impressions régulières.

12° Le rapport normal entre le sang et la substance nerveuse
peut être troublé de quatre manières. Il en résulte quatre diverses formes de la sur-excitabilité : 1° la sur-excitabilité hypoé-
mique; 2° la sur-excitabilité hypérémique; 3° la sur-excitabilité
hypernévrique; 4° la sur-excitabilité hyponévrique.

13° Ces différentes formes de la sur-excitabilité nerveuse
peuvent être originelles ou acquises. Elles correspondent aux di-

verses conditions organiques qui ont été signalées comme un état de prédisposition aux affections nerveuses.

14° Les excitations doivent être considérées dans leurs irradiations. Portées dans la centralité nerveuse, elles constituent des faits d'impressionnabilité. Émanées de cette centralité, elles constituent les faits d'innervation. Ceux-ci ne sont autre chose que la transformation des impressions qui ont été déterminées dans un des points de la centralité encéphalo-rachidienne. L'innervation correspond logiquement aux impressions.

15° Les faits d'impressionnabilité, chez les hommes, sont de trois ordres. Au premier appartiennent les impressions qui prennent leur source dans l'organisme lui-même et que nous appelons instinctives ou *ganglio-cérébrales*. Au second appartiennent les impressions qui viennent du monde extérieur et matériel, et que nous appelons sensoriales ou *physico-cérébrales*. Au troisième appartiennent celles qui prennent leur source dans le monde extérieur et spirituel, et que nous appelons spirituelles ou *psycho-cérébrales*. Ces dernières, résultat de l'enseignement par le langage, consistent dans les idées et les sentimens qui interviennent, chez l'homme, dans tous les phénomènes d'impressionnabilité sensoriale et affective. De là le caractère complexe, organique et spirituel des opérations de la vie humaine.

16° Les faits d'innervation, chez l'homme, sont de trois ordres. Au premier appartiennent les faits d'innervation *cérébro-musculaire*, ou de contractibilité dite animale. Au deuxième appartiennent les faits d'innervation *cérébro-ganglionnaire* ou affective, ceux, par exemple, qui sous l'influence d'une idée, d'un spectacle, d'un bruit, donnent lieu à des émotions et à des troubles profonds de la vie organique. Au troisième appartiennent les faits d'innervation *intra-cérébrale*, ou d'entendement, ceux qui se manifestent par la mémoire, par le raisonnement, etc.

17° Les sympathies, dans un grand nombre de cas, ne sont autre chose que des faits d'innervation correspondant à des excitations portées dans la centralité nerveuse.

18° Les synergies ne sont autre chose qu'un ensemble de faits d'innervation correspondant simultanément ou successivement à une même impression et concourant à un même résultat.

19° Les faits d'antagonisme ne sont autre chose que la manifestation d'une loi de balancement en vertu de laquelle la névrosité accumulée dans un appareil, fait défaut dans un autre, et *vice versà*.

20° Les faits d'impressionnabilité et d'innervation, les sympathies, les synergies et les faits d'antagonisme, sont placés sous l'empire des influences éducatrices, sous l'empire de l'éducation morale surtout.

21° Le régime et les exercices agissent plus particulièrement sur les conditions physiologiques de l'excitation nerveuse ; la direction des idées et des sentimens agit plus spécialement sur la production des excitations et des phénomènes d'irradiation qui en résultent. Le régime modifie l'élément artériel de la névrosité ; les exercices en modifient l'élément nerveux. L'éducation morale modifie l'impressionnabilité et l'innervation.

22° L'association des impressions, par l'éducation morale ; la nutrition et le renouvellement gradué des excitations par l'éducation physique, donnent lieu aux phénomènes de l'éducabilité qu'il importe d'étudier et de bien connaître pour comprendre ceux de la sur-excitation nerveuse.

23° C'est par une habile association des impressions que l'éducation parvient à rendre aisées et rapides des opérations très-compliquées de la sensibilité, de l'intelligence, du mouvement, etc.

24° L'association vicieuse des impressions, comme une nutrition mauvaise et le renouvellement excessif des excitations, jouent un grand rôle dans la production de la sur-excitation nerveuse.

25° Une impression ou un acte quelconque, s'ils ont lieu une seule fois, en même temps qu'une émotion pénible ou agréable, ramènent, en se reproduisant même involontairement, tous les phénomènes propres à cette émotion. Une impression sensoriale, associée une seule fois à un fait affectif, crée une aptitude, une prédisposition qui dure toujours. Pour qu'une même aptitude soit créée par l'association d'une impression sensoriale à un fait intellectuel, il faut que cette association ait été souvent renouvellée.

2e SECTION (1). Résumé analytique et conclusions.

1° Les moyens propres à l'éducation physique peuvent se réduire aux régimes et aux exercices. Toutefois, il faut reconnaître que l'éducation morale concourt, avec l'éducation physique, au développement fonctionnel de l'organisme nerveux.

2° Le régime comprend l'ensemble des moyens propres à modifier l'excitabilité nerveuse, en agissant sur les conditions de circulation, de déperdition et de nutrition générales. Ces moyens consistent dans le choix des alimens et des boissons, des vêtemens et des habitations, dans les soins qui ont pour objet l'alimentation, la respiration, les sécrétions, etc.

3° L'expérience clinique, la tradition hygiénique et thérapeutique confirment les données physiologiques exposées dans la section précédente, touchant l'intervention du sang artériel dans les faits d'excitabilité nerveuse.

4° Il est des individus dont la surexcitabilité nerveuse réclame un régime réparateur, excitant ; il en est dont la surexcitabilité réclame un régime opposé. Dans le premier cas, chez les chlorotiques, par exemple, il y a sur-excitabilité hypohémique ; dans le second cas, il y a sur-excitabilité hyperémique.

5° Les exercices comprennent l'ensemble des moyens propres à modifier l'excitabilité nerveuse, en agissant sur les conditions de circulation, de déperdition et de nutrition spéciales. Les exercices consistent dans le renouvellement des excitations. Nous les

(1) Cette section a pour titre : De l'influence exercée par les moyens propres à l'éducation physique et à l'éducation morale sur les conditions physiologiques et sur la production des excitations nerveuses.

distinguons en exercices sensoriaux, intellectuels, musculaires et affectifs.

6° L'expérience clinique, la tradition hygiénique et thérapeutique, confirment les données physiologiques exposées dans la section précédente, touchant l'influence du renouvellement des excitations sur la déperdition névro-artérielle et sur la nutrition vasculo-médullaire.

7° Il est des appareils nerveux dont la sur-excitabilité réclame le renouvellement gradué des excitations. Il en est dont la sur-excitabilité réclame un repos prolongé. Dans le premier cas, il y a sur-excitabilité hyponévrique; dans le second, il y a sur-excitabilité hypernévrique.

8° Les exercices affectifs se trouvent plus particulièrement placés sous l'influence des moyens propres à l'éducation morale, moyens à l'aide desquels elle dirige les faits d'impressionabilité et d'innervation.

9° Les moyens propres à l'éducation morale sont si nombreux et si variés, ils sont d'ailleurs tellement confondus dans l'atmosphère sociale qui nous entoure qu'il est impossible même de les énumérer. Pour en étudier convenablement les résultats physiologiques et pathologiques, nous avons dû mettre en saillie un fait général, à la suite duquel toutes les ressources de l'éducation morale viennent se ranger. Ce fait général, c'est l'enseignement d'un but d'activité.

10° L'enseignement d'un but d'activité comprend la direction des idées et celle des sentimens, l'instruction et l'éducation.

11° L'expérience clinique, la tradition hygiénique et thérapeutique confirment l'importance éducatrice que nous attachons à l'enseignement d'un but d'activité.

12° Un but d'activité est une source d'impressions psycho-cérébrales, ou en d'autres termes, d'idées et de désirs qui déterminent des faits nombreux d'innervation cérébro-musculaire, cérébro-ganglionnaire et intra-cérébrale.

13° Lorsque les actes que l'innervation résultant d'un but

d'activité tend à produire, sont favorisés par des faits d'innervation synergique, il y a une émotion agréable, expansive. Il y a, au contraire, émotion triste, oppressive, lorsque le désir résultant d'un but d'activité trouve dans un fait d'innervation antagoniste un obstacle à sa réalisation.

14° Le physiologiste ne doit pas seulement tenir compte de l'influence d'un but d'activité individuel, il doit encore tenir compte d'un but d'activité social, fondateur et conservateur des nationalités, source des idées, des sentimens et des mœurs qui caractérisent un peuple, une caste, etc.

15° Le but d'activité généralement enseigné par les moralistes et par certains théologiens consiste dans le *bonheur* qui, disent-ils, est la *fin de l'homme*. La manière dont chacun comprend le bonheur nous fait regarder cet enseignement comme imprudent et dangereux.

16° Les théories sur le bonheur, les sentimens et les idées qui s'associent à ces théories, diffèrent avec les diverses doctrines religieuses et philosophiques qui sont répandues dans le monde. Ces doctrines peuvent se réduire au spiritualisme, au matérialisme et au panthéisme mystique.

17° La doctrine du spiritualisme a pour point de départ et pour conséquence pratique un but d'activité qui appelle le concours de l'individu à une œuvre sociale. Dans le spiritualisme chrétien, ce but d'activité consiste dans le concours de chacun à la réalisation de l'unité et de la fraternité humaines, par la charité.

18° La doctrine du matérialisme a pour point de départ et pour conséquence pratique un but d'activité qui consiste dans la conquête des jouissances temporelles.

19° La doctrine du panthéisme mystique a pour point de départ et pour conséquence pratique un but d'activité qui consiste dans la conquête des jouissances éternelles, par l'union suprême de l'âme à la divinité.

20° Il ne faut pas regarder les notions en apparence exclusivement intellectuelles comme étant tout-à-fait étrangères à la production des désirs et des émotions. Une idée fausse tend souvent à troubler l'impressionnabilité affective. Cela a lieu surtout, lorsque cette idée a un rapport peu éloigné avec les préoccupations habituelles de l'homme. Telles sont les idées répandues en médecine, en morale, en religion, etc.

21° La direction des idées et des sentimens trouve de puissans auxiliaires dans les exemples, dans les arts d'expression, dans les récompenses et les peines.

22° Les exemples agissent sur l'organisme nerveux, d'une part en rappelant à l'esprit les devoirs enseignés, et de l'autre, en déterminant des faits d'innervation sympathique ou imitative.

23° Les Beaux arts exercent également cette double influence en idéalisant les expressions qui traduisent extérieurement les sentimens humains.

24° Les récompenses et les peines agissent sur l'organisme nerveux, en rappelant à l'esprit les devoirs prescrits et en associant à ce souvenir des émotions douloureuses ou agréables.

25° Les exemples, les arts d'expression, les récompenses et les peines sont les moyens auxiliaires de l'enseignement religieux. Ils s'associent, dans les pratiques et dans les pompes du culte, aux enseignemens de la tradition.

DEUXIÈME PARTIE.

Recherches étiologiques et cliniques.

1re SECTION (1).

Résumé analytique et conclusions.

1° La sur-excitation du système nerveux ne doit pas seulement

(1) Cette section est intitulée : *Essai d'une coordination nosologique des diverses*

être considérée comme une prédisposition physiologique ou comme une condition pathogénique, elle doit encore être considérée : 1° comme une névrose particulière ; 2° comme l'expression générale d'un groupe de maladies, caractérisé par la prédominance des troubles de l'impressionnalité et de l'innervation.

2° Cette névrose se distingue par la protéiformité de ses symptômes, des diverses maladies qui sont un effet consécutif de la sur-excitation du système nerveux, maladies que caractérise la prédominance d'un symptôme particulier.

3° Cette névrose que nous appelons *névropathie protéiforme*, se trouvant assosiée également à plusieurs maladies caractérisées par un symptôme prédominant, et les nosographes ne l'en ayant point distinguée, il en est résulté une grande confusion.

4° C'est surtout parce que cette névrose complique très-souvant l'hystérie et l'hypochondrie que ces deux affections, considérées dans cette complication commune plutôt que dans leurs symptômes différentiels, ont pu être confondues dans une seule et même maladie. Sydenham a commis cette erreur.

5° Comme la névropathie protéiforme peut exister séparément, sans complication d'hystérie ou d'hypochondrie, elle doit être distinguée des diverses maladies auxquelles elle s'assosie et auxquelles elle semble ouvrir la voie.

6° La névropathie protéiforme n'est autre chose qu'une névrose caractérisée par les troubles les plus variés de l'impressionnabilité et de l'innervation, sans aucun symptôme prédominant. Elle correspond à ce qu'on appelait autrefois *affection vaporeuse*, et à ce qu'on appelle encore *état d'hystérisme*. C'est en quelque sorte l'aspect nosologique des troubles qui caractérisent les tempéramens dits nerveux ou mélancoliques, qui compliquent la sur-excitabilité nerveuse et qui prédisposent à un grand nombre de névroses déterminées.

7° L'action de l'éducation physique et morale sur la produc-

<hr>

formes de la sur-excitation nerveuse considérée dans ses rapports avec les influences éducatrices.

tion de la névropathie protéiforme est rendue évidente, par ce que nous avons dit, dans les deux sections précédentes, de l'influence de la direction du régime, des exercices, des idées et des sentimens sur les faits d'excitabilité et de sur-excitabilité nerveuses, d'impressionnabilité et d'innervation.

8° Comme la névropathie protéiforme offre, dans la série variable de ses symptômes, le tableau abrégé de la plupart des signes prédominans qui différencient les autres affections nerveuses, comme d'une autre part, elle les précède, y prédispose et s'y associe souvent, ces affections peuvent en être regardées comme un effet consécutif.

9° Ces affections se distinguent en trois catégories. A la première appartiennent les maladies avec prédominance des troubles de la vie spirituelle. A la seconde appartiennent celles que caractérise la prédominance des troubles de la vie animale. A la troisième appartiennent les maladies nerveuses avec prédominance des troubles de la vie organique.

10° Les premières (maladies mentales) se distinguent en affections avec prédominance du délire de l'entendement et en affections avec prédominance du délire des passsions ou des troubles affectifs. Celles-là sont plus particulièrement en rapport avec la mauvaise direction du régime et des exercices. Celles-ci sont plus particulièrement en rapport avec la mauvaise direction des idées et des sentimens.

11° Les aliénations mentales avec prédominance des troubles affectifs manifestent la forme oppressive ou la forme expansive. L'une et l'autre forme résultent d'un désir; seulement, dans l'une le malade est possesseur imaginaire de l'objet désiré, tandis que dans l'autre, il est victime imaginaire des obstacles redoutés.

12° L'hypochondrie a sa place marquée parmi les maladies que caractérisent les troubles affectifs avec forme oppressive.

13° A la deuxième catégorie appartiennent huit groupes principaux. Parmi les nombreuses affections qui composent ces huit groupes, nous devons signaler : 1° l'hystérie, la danse de Saint-

Guy, l'épilepsie et les convulsions, appartenant au groupe des affections convulsives ; 2° la catalepsie et l'extase appartenant aux affections comateuses ; 3° le satyriasis et la nymphomanie appartenant au groupe des affections avec prédominance de troubles dans les appétits. Entre toutes les maladies de la deuxième catégorie, celles que nous venons de nommer doivent être considérées comme étant plus particulièrement désignées sous le nom d'affections nerveuses, et comme ayant avec l'éducation physique et morale des relations plus ou moins étroites.

14° L'hystérie et la catalepsie, le satyriasis et la nymphomanie subissent à un très-haut degré l'influence de l'éducation morale, grâces aux faits d'innervation cérébro-ganglionnaire qui résultent des idées et des sentimens placés sous sa dépendance. Il en est de même, dans un assez grand nombre de cas, de l'épilepsie et de la danse de Saint-Guy (1). Les convulsions et les névralgies sont plus particulièrement sous l'influence des causes physiques.

15° La troisième catégorie des maladies qui sont un effet consécutif de la sur-excitation du système nerveux comprend trois groupes principaux. Le premier comprend les maladies inflammatoires des centres nerveux, maladies qui devraient peut-être disparaître de cette coordination nosologique, si la question de la sur-excitation nerveuse était traitée d'une manière spéciale. Le second groupe comprend les névroses des organes et des appareils de la vie de nutrition. Les spasmes des viscères, des vaisseaux, la coqueluche, l'anxiété précordiale, les palpitations, etc., sont de ce nombre. La chlorose et certaines fièvres nerveuses appartiennent au troisième groupe, au groupe des affections caractérisées par un trouble de la nutrition générale. Toutes les névroses de cette catégorie sont en relation plus étroite avec les influences de l'éducation physique qu'avec celles de l'éducation morale.

(1) Voyez Hecker, Mémoire sur la chorée épidémique (*Annales d'hygiène et de médecine légale*, Paris, 1834, tom. XII, pag. 312).

2° SECTION.

De l'influence de l'éducation physique et morale sur la production de la sur-excitation du système nerveux et des maladies qui sont un effet consécutif de cette sur-excitation.

L'éducation physique doit être considérée dans les deux ordres de moyens hygiéniques qui sont placés sous son empire. Ces deux ordres de moyens sont le *régime* et les *exercices*. L'éducation morale doit être considérée dans les deux ordres de moyens intellectuels et affectifs qui sont placés sous sa dépendance. Ces deux ordres de moyens sont les *enseignemens* et les *moyens auxiliaires des enseignemens*.

Il ne s'agit plus, dans cette section, d'apprécier les rapports physiologiques qui existent entre ces quatre ordres de moyens et les phénomènes d'excitabilité du système nerveux. Il s'agit de les placer au contact des maladies dont nous avons esquissé, dans la section précédente, les principaux caractères nosologiques. Il s'agit de déterminer d'une manière spéciale et positive l'influence exercée par l'éducation physique et morale sur la production des diverses formes de la sur-excitation nerveuse. Il s'agit, en un mot, d'aborder l'élément étiologique et clinique de la solution dont nous n'avons étudié jusqu'ici que l'élément physiologique et pathogénique.

Ici nous devons rendre compte d'une difficulté qui nous a souvent arrêté et que nous regardons comme un des plus grands obstacles à la perfection de cette partie de notre travail, cette difficulté, la voici :

De ce que nous pouvons apprécier d'*une manière générale*, l'influence de l'éducation physique et morale, sur la production des phénomènes physiologiques et pathologiques de l'organisme nerveux, en résulte-t-il qu'il nous soit permis d'apprécier, d'*une manière spéciale*, et *dans chaque cas particulier*, l'action qu'a pu exercer l'éducation sur la production d'une maladie déterminée ? En d'autres termes, l'observation clinique la mieux dirigée permet-elle de pénétrer assez profondément dans le domaine de l'étiologie, pour y saisir, entre toutes les causes physiques et morales, celles qui sont un témoignage incontestable de l'intervention de l'éducation ? Permet-elle, alors même qu'on aurait atteint ce résultat, de découvrir, entre toutes les influences éducatrices qui se multiplient à l'infini dans le milieu qui nous entoure, celles qui doivent être regardées comme la source de la maladie ? Évidemment, en présence d'une si grande complication, en présence d'un concours de circonstances si nombreuses, si variées, qui se mêlent, qui se confondent, rien n'est aussi difficile qu'un pareil discernement. Prenons, par exemple, un cas d'épilepsie. Un jeune homme est atteint de cette maladie, à l'âge de la puberté. Recherchant les causes qui ont pu la déterminer, nous nous demandons si nous pouvons en accuser la transmission héréditaire. Incertains sur ce point, nous nous demandons s'il n'y a aucune lésion organique congénitale ou acquise, qui puisse en rendre raison. Rassurés à peine de ce côté, nous interrogeons la constitution du malade, les habitudes de sa vie, les circontances particulières qui ont pu survenir. Sa constitution nous semble appauvrie, faible; elle manifeste une sur-excitabilité nerveuse très-remarquable; les habitudes de sa vie consistent dans un régime et dans des exercices qui, bien ou mal dirigés, sont ceux de toutes les personnes de son âge qui l'entourent; ses fonctions digestives s'accomplissent difficilement, il aime souvent à se trouver seul, et on prétend qu'il se livre à l'onanisme, il a des mouvemens de colère que rien ne peut prévenir, il est impatient et emporté. Quant aux circonstances qui ont pu survenir, on raconte qu'il a fait une chute sur la tête plusieurs mois avant l'invasion épileptique, et que cette chute n'a d'ailleurs laissé aucune trace; on fait remarquer qu'il touche à l'époque de la puberté, etc. Nous nous trouvons ainsi en présence d'une constitution appauvrie, en présence d'un régime et d'exercices qui n'offrent rien de remarquable, et qui cependant peuvent avoir leurs inconvéniens, en présence d'une habitude funeste qn'on ne fait toutefois que soupçonner, en présence de fonctions digestives s'accomplissant difficilement, en présence d'accès de colère et de tristesse, en présence d'une chute sur la tête, en présence enfin de la puberté. Voilà certes bien des causes que le praticien ne manque pas d'apprécier, que le nosographe ne manque pas d'énumérer, et entre lesquelles il n'est pas aisé de saisir celle à laquelle il convient particulièrement d'attribuer l'invasion épileptique. S'il est déjà si difficile de discerner la cause véritable, la cause réelle, la cause principale, soit prédisposante soit occasionelle, à laquelle se rapporte une maladie, quelle ne doit pas être la difficulté, quand il s'agit de reconnaître positivement, non-seulement que cette cause a sa source dans l'éducation, mais encore quelle a sa source dans une erreur déterminée de l'éducation, soit physique soit morale, c'est-à-dire dans la direction du régime et des exercices, dans la direction des idées et des sentimens. Notre jeune homme est doué d'une constitution appauvrie, il est très-sur-excitable; devons-nous en accuser l'éducation? Notre jeune homme s'est livré à quelques excès comme tous les jeunes gens de son âge, devons nous en accuser l'éducation? Notre jeune homme a la funeste habitude de l'onanisme; devons-nous en accuser l'éducation? Notre jeune homme ne peut dominer son irascibilité; ses accès de colère sont d'une violence extrême; devons-nous en accuser l'éducation? Notre jeune homme se trouve sous l'empire d'une puberté orageuse pleine de périls; devons-nous en accuser l'éducation?... Telles sont les questions que nous nous adressons et que tous les praticiens ne manqueraient pas de s'adresser, s'ils étaient appelés à résoudre le problème étiologique qui nous occupe. A ces questions et à d'autres analogues que nous pourrions nous adresser, en présence de toutes les causes signalées par les auteurs, la réponse est souvent impossible, et cela pour deux raisons : la première consiste dans l'absence des renseignemens nécessaires, et la seconde dans l'inextricable complication qui confond toutes les causes éducatrices et accidentelles dans un même résultat.

Quant à l'absence des renseignemens nécessaires , elle est indiquée
par tous les pathologistes comme une cause ordinaire des nuages
qui planent sur l'étiologie et sur le diagnostic des maladies. Quant
à l'inextricable complication dont nous venons de parler et sur
laquelle nous insistons, si nous n'étions suffisamment éclairé par
notre expérience personnelle , nous n'aurions , pour en avoir une
idée , qu'à remarquer le silence général de tous les praticiens , de
tous les collecteurs d'observations, de tous les nosographes, silence
rarement interrompu par de vagues et rapides énoncés qui ne
précisent rien. Les auteurs , même ceux dont l'exactitude et la
précision laissent le moins à désirer, ont pu rarement remonter
jusqu'aux sources éducatrices pour y discerner les causes qui y
sont si souvent et si profondément cachées (1). Ils ont signalé une
foule de circonstances accidentelles ou habituelles comme étant
propres à produire soit les maladies mentales, soit les affections
convulsives, etc.; mais lorsque ces circonstances semblaient accuser
une cause éloignée se rattachant en quelque manière à cet ensemble d'influences qu'on désigne sous le nom d'éducation , ils
ont eu garde de s'aventurer dans une analyse toujours laborieuse,
ardue et souvent stérile. Ils se sont bornés alors à nommer tantôt
l'éducation morale, tantôt l'éducation physique sans aller au-
delà de l'énoncé de ces mots qui expriment d'une manière bien
vague un fait général, et révéler aucun des faits particuliers qui
nous intéressent ici. Dans les généralités étiologiques, ils ne manquent pas à la vérité de mentionner l'éducation, mais là se borne
l'appréciation qu'ils font des influences éducatrices. Dans les
observations cliniques qu'ils rapportent, ils ne vont pas même
jusque-là. Nous sommes ainsi placés, d'une part, entre le vague

(1) Dans le 5ᵉ tableau donné par M. Esquirol (*Des maladies mentales*, Paris, 1838,
tom. 1, pag. 45), on voit 20 malades sur 200 désignés comme devant leur maladie à
une éducation mal dirigée. Néanmoins, dans le même tableau, à côté de ces 20 aliénés, il y en a un certain nombre (23) dont les causes signalées sont l'inconduite,
l'abus du vin, l'onanisme. Certes, au-dessus de ces trois causes l'éducation morale
plane d'une manière insaisissable sans doute, mais certaine et incontestable. Le
moyen d'arriver jamais à cet égard à une précision satisfaisante !

de l'énoncé et l'omission de toute appréciation , qui nous permettent rarement de recourir aux révélations de la tradition et de l'expérience cliniques, et de l'autre , entre l'absence ordinaire des renseignemens suffisans et l'inextricable complication des causes qui rendent en quelque sorte stériles nos propres efforts. Rien n'est déterminé dans l'exposé des faits généraux ; tout ou presque tout échappe à l'analyse dans l'examen des faits particuliers.

Telle est la difficulté qui nous a souvent arrêté. Nous avons cru devoir la signaler, parce qu'elle explique la marche que nous avons suivie dans cette section , et parce qu'elle donne la raison des recherches auxquelles nous consacrons la section suivante. Il en résulte, en effet, que, ne pouvant porter, dans le rapprochement clinique des causes et des effets, la précision rigoureuse et logique que nous voudrions y voir régner, nous nous attacherons aux approximations qui , nous l'espérons, pourront en tenir lieu. Toutes les ressources de la statistique nous étant ainsi refusées par la complication et par l'obscurité des faits , nous y suppléerons par une méthode d'exposition aussi exacte que possible. Nous décomposerons les quatre ordres de moyens dont l'éducation physique et morale dispose dans un certain nombre d'élémens déterminés. A l'aide de ces élémens, nous serons en mesure de faire surgir de toute part les influences éducatrices les plus cachées pour les mettre au contact des maladies sur la production desquelles elles exercent une action plus ou moins grande, plus ou moins marquée. Nous pourrons ainsi atteindre la plupart des faits qui nous eussent échappé.

La mauvaise direction du régime dans l'éducation physique , comprend : 1° Toutes les erreurs hygiéniques commises par la mère pendant la gestation et par la nourrice pendant l'allaitement ; 2° les erreurs et les négligences relatives à l'air, à la température , aux habitations et aux vêtemens ; 3° les erreurs et les négligences relatives aux alimens et aux boissons , et, en général, aux soins que réclament les fonctions digestives ; 4° la négligence ou l'abus de certains moyens hygiéniques et thérapeutiques et le défaut de surveillance.

La mauvaise direction des exercices dans l'éducation physique, comprend : 1° Les excès ou l'insuffisance des exercices sensoriaux, intellectuels, musculaires et affectifs ; 2° l'excès ou l'insuffisance du sommeil et de la veille.

La mauvaise direction des idées et des sentimens par les enseignemens, comprend : 1° l'absence d'un but d'activité reclamé à la fois par la morale et par l'hygiène ; 2° la présence d'un but d'activité matérialiste ; 3° la présence d'un but d'activité mystique ; 4° les enseignemens contradictoires.

La mauvaise direction des idées et des sentimens par les moyens auxiliaires des enseignemens, comprend : 1° Les exemples dangereux et funestes ; 2° les œuvres d'art propres à inspirer des sentimens mauvais, égoïstes, ou à égarer l'imagination ; 3° les récompenses et les peines prodiguées sans discernement, les soins trop tendres et les châtimens trop sévères.

Tels sont les élémens destinés à représenter l'éducation soit physique, soit morale, dans l'étiologie de la surexcitation du système nerveux et des maladies qui en sont un effet consécutif. Ainsi sera mise en saillie l'intervention des influences éducatrices dans l'ensemble des causes qui donnent lieu à ces maladies. Ainsi sera mise en saillie, dans l'intérêt de la solution étiologique et en quelque sorte clinique qui nous occupe dans cette section, l'action de l'éducation qui pénètre tout, qui se mêle à tout, qui existe partout, et qu'il est si difficile à cause de cela de discerner et de déterminer avec précision (1).

(1) Nous ne pouvions agir autrement en présence de l'impossibilité où nous sommes, dans le plus grand nombre de cas particuliers, de déterminer si la cause d'une maladie dépend d'une erreur d'éducation ou d'une circonstance qui échappe à toute prévoyance humaine et qui est soustraite à tous nos moyens d'action. C'était la seule voie qui nous fût ouverte au milieu de cette complication de causes héréditaires, congénitales ou acquises, accidentelles ou habituelles, entre lesquelles les influences éducatrices se glissent obscurément, nombreuses et puissantes, pour produire des résultats généraux qui n'échappent à personne, et des résultats particuliers qui échappent à tout le monde.

CHAPITRE Ier.

*De l'influence de la mauvaise direction du régime sur la production de la sur-excita-
tion du système nerveux et des maladies qui sont un effet consécutif de cette sur-
excitation.*

Le régime est l'ensemble des moyens dont l'éducation dispose
dans le but de diriger l'hématose et les faits de circulation générale dont nous avons montré l'intervention dans les phénomènes
d'excitation et de sur-excitation du système nerveux.

Les élémens à la fois nutritifs et fonctionnels, contenus dans
le sang, s'y renouvellent par le concours de l'air et des alimens.
Les fonctions qui sont placées sous la surveillance la plus immédiate de l'éducation physique, dans la direction du régime, sont
donc la respiration et la digestion. Ces fonctions concourent
à la formation et au renouvellement du sang artériel destiné à
intervenir dans les opérations fonctionnelles de l'organisme en
général, et du système nerveux en particulier. Il en résulte que
toutes les conditions défavorables qui peuvent se rencontrer dans
l'air, dans les alimens et dans les boissons, que toutes les circonstances nuisibles qui peuvent troubler la respiration et l'alimentation, doivent nécessairement donner lieu à de nombreux phénomènes pathologiques parmi lesquels il est impossible de ne pas
accorder une grande place aux désordres de l'impressionnabilité
et de l'innervation.

L'homme a la faculté, en vertu de la tradition hygiénique
dont il est en possession, de modifier, par les habitations et par
les vêtemens, les conditions de l'atmosphère dans laquelle il puise
l'air nécessaire à l'entretien de la vie. De plus il a la faculté, en
vertu de cette même tradition, de choisir dans le milieu qui l'entoure, les alimens et les boissons appropriés à renouveler les
élémens plastiques de la nutrition. Nous devons donc, pour déterminer l'influence de la mauvaise direction du régime sur la
production de la sur-excitation du système nerveux et des mala-

dies qui en sont un effet consécutif, mentionner particulièrement les troubles de l'impressionnabilité et de l'innervation que l'observation clinique nous permet d'attribuer aux mauvaises conditions de l'air, de la température, des habitations, des vêtemens, des alimens, des boissons, etc. Quelques mots auparavant sur l'influence exercée par les conditions physiologiques de la mère pendant la gestation, et par celles de la nourrice pendant l'allaitement.

§ I. De l'influence exercée par les émotions et par le régime de la mère pendant la gestation, par les émotions et par le régime de la nourrice pendant l'allaitement.

L'éducation physique de l'homme n'attend pas, pour faire sentir sa bienfaisante influence, que l'enfant ait vu le jour et qu'il ait poussé les premiers cris; elle commence à témoigner ses sollicitudes le jour où la femme a reconnu qu'elle va être mère. Dès ce jour, datent pour elle, les soins nouveaux qui lui sont recommandés dans l'intérêt de son enfant. Comme toutes les erreurs et toutes les négligences qu'elle peut commettre à cet égard atteignent le fœtus dans sa nutrition générale, nous devons les placer dans le nombre de celles qui appartiennent plus particulièrement à la mauvaise direction du régime. Il en est de même des erreurs et des négligences commises par la nourrice dans son régime, dans ses mœurs, dans sa conduite, etc.

A. *De l'influence exercée par les conditions physiologiques de la mère pendant la gestation.* — Cette influence se révèle de mille manières qu'il est supperflu de rappeler ici. Nous devons d'ailleurs écarter toutes les circonstances où elle a sa source dans des circonstances qui échappent à la prévoyance, et qui par conséquent ne sauraient être du domaine de l'éducation physique. Ainsi une femme éprouve pendant sa grossesse une profonde frayeur, elle fait une chute, elle essuie des malheurs imprévus, elle est atteinte d'une longue et grave maladie, elle est condamnée par la misère aux plus cruelles privations ou à des travaux pénibles, etc.; il est impossible dans ces cas qui sont les plus nombreux, d'attribuer aux négligences et aux erreurs de la mère, les maladies dont les enfans semblent, en naissant, apporter le germe funeste. Nous ne pouvons regarder comme appartenant à cette cause que les résultats pathologiques que des soins prévoyans et éclairés auraient pu prévenir.

Parlerons-nous de l'influence de l'imagination de la mère sur les destinées de l'enfant qu'elle porte dans son sein? ou plutôt, devons-nous à cet égard nous renfermer dans un prudent silence?.... Bornons-nous à reconnaître que dans les circonstances où la mère s'abandonne aux égaremens de son imagination, comme ces égaremens n'ont jamais lieu sans entraîner des faits multipliés et tumultueux d'innervation intra-cérébrale et cérébro-ganglionnaire, la nutrition générale de l'enfant doit en subir une influence plus ou moins nuisible. S'il arrive souvent de rencontrer des affections nerveuses dont le principe remonte à l'époque de la gestation, dont la cause est assignée aux émotions de la mère, à des préoccupations habituelles ou à de soudaines impressions (1), il est permis d'attribuer aux égaremens de l'imagination, dont la mère se rend coupable, une influence plus ou moins grande sur la production des troubles de l'impressionnabilité et de l'innervation de l'enfant. Mais il en est de cette donnée comme de la plupart de celles qui résultent de l'appréciation étiologique de l'éducation, elle ressort de l'examen des faits généraux, mais elle ne saurait ressortir, nette et précise, de l'examen des faits particuliers, où toute détermination positive est extrêmement difficile (2). En général, nous pouvons sans crainte de nous tromper, en présence des causes qui engendrent de fâcheuses

(1) Au rapport des médecins les plus expérimentés de ce siècle, et entre autres d'Esquirol, « plusieurs femmes enceintes aux diverses époques de la révolution ont mis au monde des enfans aliénés. » Plusieurs exemples sont rapportés par les auteurs, qui ne laissent aucun doute sur l'influence des émotions et des préoccupations affectives de la mère sur la production des diverses formes de la sur-excitation du système nerveux.

(2) Ainsi, par exemple, lorsque nous voyons un homme dont la mère a éprouvé de vives émotions pendant sa grossesse, devenir aliéné à quarante ans, nous pouvons

prédispositions, assigner une place aux frivoles et capricieuses agitations auxquelles se livrent certaines femmes du grand monde, même pendant leur grossesse, à l'emportement de leurs passions, à leurs mouvemens d'impatience, d'égarement, d'humeur, aux habitudes irrégulières qui en résultent. Quoique cette cause se confonde souvent dans l'esprit des observateurs avec la transmission d'une prédisposition héréditaire et avec les conditions acquises après la naissance, elle joue un rôle assez grand pour qu'on puisse la distinguer et la signaler (1). Nous croyons même qu'elle suffit, pour expliquer dans plusieurs cas où les parens sont très-sains, la sur-excitabilité originelle des enfans.

Toutes les erreurs de régime comme toutes les erreurs de conduite commises par les mères pendant la gestation, doivent être regardées comme ayant leur part d'action dans la production de la sur-excitabilité nerveuse.

B. *De l'influence exercée par les conditions physiologiques de la nourrice pendant l'allaitement.* — Ici les faits se présentent peut-être avec plus de précision. Il n'est pas rare de voir les effets tellement rapprochés de leur cause, les accès convulsifs d'un enfant tellement rapprochés d'un accès de colère de sa nourrice, que l'on court moins le risque de se tromper en faisant intervenir la modification du lait produite par l'émotion de l'une comme rendant raison des troubles qui surviennent chez l'autre. A cet égard les observations abondent chez les auteurs. Mais nous devons écarter du nombre de ces observations celles qui mettent en saillie des erreurs de régime et des émotions aux-

affirmer d'une part que les émotions de la mère ont été la cause prédisposante de l'aliénation du fils, et de l'autre que les émotions de la mère ont été le résultat d'un coupable égarement dans son imagination ou dans ses sentimens.

(1) Il n'est pas nécessaire, pour reconnaître l'influence des impressions affectives de la mère sur les troubles de l'impressionnabilité et de l'innervation qui se remarquent chez les enfans, d'agiter le grand problème de l'imagination de la mère, sur lequel les histoires merveilleuses rapportés par les auteurs les plus recommandables ont répandu un si grand intérêt. Il ne faut pas oublier qu'il ne s'agit ici que des émotions que la mère eût pu prévenir ou modérer.

quelles la nourrice n'a pu se soustraire, où que toute prévoyance humaine n'aurait pu prévenir. Elles ne sont point du domaine de l'éducation physique, qui ne doit être accusée, dans les faits particuliers, que là où il y a eu possibilité d'agir avec liberté et connaissance, là où il y a possibilité de prévoir ou de prévenir les maux que l'on déplore. C'est à cause de cela qu'il est si difficile de déterminer dans l'appréciation des causes prédisposantes et occasionelles d'une maladie que nous avons sous les yeux, la part d'action qui appartient réellement à l'éducation.

Gilibert, cité par Baumes, a vu expirer en deux jours un enfant dans les convulsions les plus horribles pour avoir tété un lait *tout fumant encore* (ce sont ses expressions) par un travail de trois heures sous un soleil ardent. Devons-nous dans ce cas exceptionnel accuser l'éducation, alors même que la cause assignée serait la la cause réelle ? Ne pouvons-nous pas nous demander si l'auteur de l'observation ne subit pas le joug de la fameuse maxime : *post hoc, ergo propter hoc ?* Si on en croit quelques praticiens, un certain nombre d'affections convulsives et épileptiques auraient eu lieu chez des enfans, parce qu'ils avaient pris le sein de leurs nourrices après qu'elles s'étaient livrées au coït, pendant la grossesse ou pendant la menstruation. En présence des observations qui ont été recueillies à ce sujet, ne devons-nous pas nous demander si la maxime des sophistes que nous venons de rappeler n'a pas été appliquée dans la plupart des cas, très-innocemment sans doute, par les auteurs qui les rapportent ? Malheureusement, dans la question étiologique que nous agitons, distinguer les cas où les effets se rapportent réellement à leurs causes présumées, est une tâche extrêmement laborieuse, ainsi qu'on le verra souvent.

Si la nourrice est atteinte d'une maladie accidentelle, aiguë ou chronique, son lait doit nécessairement influer sur la nutrition de l'enfant et porter de profondes altérations dans l'organisme en général et dans le système nerveux en particulier ; or le choix d'une nourrice étant du domaine de l'éducation physique, cette cause doit être signalée. Il en est de même de tous les cas où une nourrice, par sa conduite, par ses mœurs, par sa profession, etc., peut altérer les qualités du lait dont elle nourrit l'enfant qui lui est confié. Le lait d'une nourrice qui serait habituellement en proie à des passions violentes peut produire les résultats les plus facheux. Un auteur va même jusqu'à dire que ce lait est aussi virulent que le poison de la cigüe. Heintcke raconte qu'une femme, après une vive colère non habituelle, pour que son lait ne nuisît pas à son enfant, se fit têter par son petit chien, et que cet animal fut atteint de convulsions épileptiques. Boerrhaave rapporte qu'un accès de colère rendit le lait d'une nourrice vénéneux pour son nourrisson ; car celui-ci l'ayant têtée dans cet instant, eut aussitôt une attaque d'épilepsie et fut sujet à cette affection le reste de sa vie. Albinus rapporte qu'une cause de même nature excita des convulsions mortelles après une hémorrhagie soudaine par les yeux, par les oreilles, par le nez, la bouche et l'anus. Un médecin a assuré à Baumes, qu'un de ses enfans, nourri dans un village voisin, avait expiré sous ses yeux dans les convulsions, parce que sa nourrice lui avait donné immédiatement le sein après un violent accès de colère (1). La colère n'est pas la seule émotion qui soit propre à vicier le lait destiné au nourrisson. Toutes les émotions vives, expansives ou oppressives, accidentelles ou habituelles, peuvent produire cet effet. On rapporte des exemples de convulsions survenues chez des enfans qui venaient de têter leur mère ou leur nourrice, au moment où elles

(1) « Après ces histoires de convulsions, dit Baumes, décidées par la colère de la nourrice, on ne doutera pas que ces maux ne puissent survenir, lorsque, ému lui-même par cette passion, l'enfant tètera avidement, surtout après avoir jeûné plusieurs heures. Si on se représente le réveil d'un enfant quitté pendant son sommeil par une nourrice affairée, on jugera que tout le porte au plus violent dépit. Couché depuis plus ou moins de temps dans son berceau, étroitement assujetti, plongé dans les ordures, quelquefois excorié par les excrémens, dévoré par les insectes, l'enfant souffre et crie ; la douleur dispose aux convulsions. En vain, à son retour, la nourrice croit apaiser l'orage avec son sein, des entrailles palpitantes ne peuvent s'accommoder de l'aliment ; il est propre souvent à compléter le désordre. » Baumes, *Traité des convulsions dans l'enfance*. Paris, 1805, in-8.

venaient d'éprouver une vive frayeur (1). M. Esquirol, place les vives commotions morales de la nourrice parmi les causes prédis- posantes les plus ordinaires de l'épilepsie idiopathique (2).

Quant au régime des nourrices, il exerce sans doute une in- fluence très-grande sur les qualités bonnes ou mauvaises du lait. Raulin et Gilibert ont vu des convulsions survenir chez des en- fans, dont les nourrices avaient mangé des raves, des raiforts, des fruits aigres, etc., qui sont sans inconvéniens daus un grand nombre de circonstances. Le moyen toutefois de reconnaître entre toutes les causes mystérieuses de la sur-excitation du sys- tème nerveux qui peuvent se produire dans le cours de la vie d'un homme ou d'une femme, la part qui appartient à l'alimentation de la nourrice ! Le changement dans les habitudes et dans le ré- gime qu'on impose aux femmes de la campagne, lorsqu'elles nourrissent les enfans des riches, dans des maisons où toutes choses leur sont servies à souhait, doit être signalé comme pou- vant avoir de graves inconvéniens. Baumes raconte qu'un riche particulier voulant avoir près de lui, pendant quelques jours, un enfant qu'il avait en nourrice dans un village voisin, la nour- rice fut appelée avec son nourrisson. « A peine le père goûtait-il les douceurs de cette jouissance que l'enfant tomba malade. Des cris continuels témoignaient sa douleur et les selles vertes, l'in- somnie, la chaleur du corps montraient que les convulsions n'é- taient pas loin. Les parens désolés allaient recourir aux remèdes, la nourrice demanda qu'on lui permit de retourner dans ses foyers, sûre d'y retrouver la santé de son nourrisson. J'insistai sur ce parti, et le succès ne se fit pas long-temps attendre. » Il est inu- tile de rappeler les dangers auxquels sont exposés les enfans dont les nourrices abusent du vin et des liqueurs fortes. Tissot a vu que des nourrices adonnées au vin avaient pocuré aux enfans qu'elles allaitaient, « une *mobilité* dont la force semblait appro- cher de l'état phrénétique. » Boerrhaave, Fabre de Ville-Brune,

(1) *Éphém. des cur. de la nature*, décad. 1, an II, observ. 41.
(2) *Des maladies mentales*, Paris, 1838, tom. Ier de l'ÉPILEPSIE.

Linné, la plupart des auteurs qui ont écrit sur l'éducation physique, sur l'hygiène et sur les affections nerveuses de la première
enfance ont signalé plusieurs faits de ce genre.

Il nous suffit d'avoir appelé l'attention des lecteurs sur les causes qui peuvent atteindre la nutrition de l'enfant par la voie de
la circulation utéro-fétale, et de la sécrétion mammaire. Combien de fois la sur-excitation du système nerveux ne doit-elle pas
être le résultat des diverses conditions physiologiques de la mère
et de la nourrice, dont on ne saurait assez souvent rappeler l'immense et incontestable influence, quoiqu'il soit extrêmement difficile de les soumettre, dans l'observation clinique des cas particuliers, et des maladies qui se montrent bien au-delà de l'enfance,
à une appréciation étiologique rigoureuse et précise!

§ 2. De l'influence exercée par les conditions vicieuses de l'air et par les troubles
de la respiration.

La transformation du sang veineux en sang artériel qui a lieu
dans la respiration, peut-être troublée de diverses manières, par
diverses conditions vicieuses de l'air. Qu'il nous suffise de signaler
la présence de substances étrangères dans le fluide respirable et
le changement survenu dans la quantité proportionnelle des élémens de ce fluide. Nous ajouterons les conditions de température
de sécheresse et d'humidité qui donnent à l'air respirable des
propriétés plus ou moins nuisibles à la fonction respiratoire. Nous
ne parlerons pas des affections qui peuvent survenir dans les
organes qui concourent à former l'appareil de la respiration et
qui jettent le trouble dans cette importante fonction. Ce serait
nous aventurer dans un domaine étranger à celui qui nous est
assigné; ce serait sortir du cadre étiologique, dans lequel nous
devons nous renfermer.

Il est difficile dans l'appréciation des erreurs de régime concernant les conditions de l'air, de rencontrer des observations
cliniques dans lesquelles l'impureté seule de ce fluide, isolée de

toute autre cause, d'une température trop élevée, par exemple, ait produit quelques-uns des phénomènes que nous assignons à la sur-excitation du système nerveux. Il est plus difficile encore d'en rencontrer où cette erreur puisse être rapportée à une négligence de l'éducation physique. Toutefois nous ne pouvons passer sous silence les circonstances nombreuses où les troubles de la respiration occasionnés par un air peu oxigéné, ont produit, chez les enfans, des troubles dans les fonctions cérébrales, se manifestant par des symptômes convulsifs, comateux ou inflammatoires, et entraînant souvent cet état permanent de sur-excitabilité ou de névropathie protéiforme qui prédispose aux diverses maladies du système nerveux.

Parmi ces maladies, celles qu'on désigne sous le nom de convulsions de l'enfance ont été plus particulièrement observées, sous l'influence des conditions d'un air vicié, dans des circonstances où il est permis, sans crainte, de se tromper, d'accuser la négligence de l'éducation physique.

Nous citerons Baumes : « Ceux qui n'ont point vu cette espèce de respiration convulsive et d'angoisse spasmodique qu'éprouvent les enfans qui naissent et qu'on tient dans des appartemens fermés et trop échauffés, ce qui n'est pas rare parmi les gens riches, quelquefois outrés dans leur manière de se conduire, auront peine à croire que cette cause soit aussi propre à exciter des convulsions. J'ai vu quelques cas de cette espèce, et parmi les exemples que je pourrais citer, je rappellerai seulement celui d'un enfant nouveau-né, bien constitué et vigoureux, qui ne pouvait téter qu'avec des angoisses inexprimables. Appelé pour remédier à cet état, je m'aperçus, par une dyspnée qui me saisit en entrant dans la chambre remplie de gens à visite, que la perte du ressort de l'air était le principe des anxiétés de ce jeune enfant, anxiété dont la mère n'était pas exempte. Je fis retirer tout le monde, ouvrir avec prudence les portes et les fenêtres de l'appartement, et modérer le feu de la cheminée. Une douce sérénité se répandit bientôt sur le visage de cette

innocente créature ; les inquiétudes de la mère, qu'on n'attri-
buait qu'aux suites de l'accouchement ou à la formation du
lait, se dissipèrent; l'enfant téta avec aisance ; ainsi disparu-
rent les obstacles de la succion avec le recouvrement d'un air
élastique et pur (1). »

« On voit si fréquemment, ajoute Baumes, des enfans à la
mamelle que les nourrices ont la fureur de porter à l'église,
surtout les jours de grande festivité où le nombre des fidèles
est le plus considérable, éprouver de vives angoisses, des vomissemens et même des attaques d'eclampsie, qu'il n'est plus
permis de se refuser à mettre la chaleur factice des appartemens et des églises au rang des causes occasionnelles de l'épilepsie (2). M. Ballexserd nous apprend à nous tenir en garde
contre ce principe de plusieurs sortes d'affections; et ce qui
prouve que ce conseil est très-sage, c'est le détail qu'on a donné,
dans le 8ᵉ volume des *Transactions Philosophiques*, des convulsions violentes dont furent attaqués quelques enfans pauvres,
entretenus aux frais de la paroisse Saint-Jacques, à Westminster,
pour avoir passé la nuit dans une chambre très-soigneusement
fermée. »

« Puisque les lieux dont l'atmosphère est peu renouvellée,
échauffée ou altérée, ajoute plus loin notre auteur, donnent
naissance aux convulsions, on peut, sous ce dernier point de
vue, ranger parmi les causes éloignées de ces maladies le séjour
dans les grandes cités. Les abus sans nombre qui en pervertis-
sent l'atmosphère, sont connus. Aussi Arbuthnot et Short ont
vérifié que l'air des grandes villes (semblable à ces mères dont

___

(1) Nous avons été témoin nous-même tout récemment d'un cas semblable, où le
souvenir de ce fait nous fut très-utile et nous inspira très-heureusement.

(2) La chaleur n'est pas suffisante ici pour expliquer la production des affections
convulsives. Une température au même degré, à l'air libre, ne serait pas suivie de
ces déplorables résultats. La suboxigénation de l'air, la prédominance de l'acide
carbonique, des émanations moins nuisibles par elles-mêmes que par leur impro-
priété à la respiration, sont les causes dont l'auteur que nous citons a sans doute
voulu parler en signalant la chaleur factice.

le lait ne vaut rien pour leurs enfans) ne devient supportable aux enfans qui y naissent que quand ils y sont habitués. Raulin a fait la même remarque ; et s'il faut en croire Withers, il n'y a pas de plus puissante cause de l'abattement chronique, ou des maladies nerveuses. »

Il est facile de concevoir que le sang veineux, subissant, dans le cas dont il s'agit, une transformation incomplète, et étant amené par la circulation au contact de l'organisme nerveux qui récla-mait un sang oxigéné, donne naissance à des phénomènes analo-gues à ceux que M. Broussais appelle *maladies irritatives par défaut d'excitation* (1). Nous rattachons ces phénomènes à cette forme de la surexcitation du système nerveux dont le caractère pathogénique est l'hypoémie, ou l'insuffisante quantité, dans le sang, de l'élément fonctionnel nécessaire à la production de la névrosité dans l'excitation normale. Cette insuffisance est ici ma-nifeste. Nous croyons qu'elle joue le rôle principal, dans la pro-duction des phénomènes convulsifs, comateux, et inflammatoires qui en sont la suite. Nous devons toutefois tenir compte de la distension des vaisseaux et des sinus, de l'action de la température sur les surfaces muqueuses de l'appareil respiratoire, etc.

Les praticiens les plus célèbres s'accordent à reconnaître que l'oubli des règles hygiéniques, que nous signalons, lorsqu'il se renouvelle souvent, lorsqu'il est habituel, et surtout lorsque d'autres causes morales et physiques interviennent, s'il ne produit pas toujours des affections nerveuses aussi nettement déterminées dans les cadres nosologiques, que le sont les convulsions, *rendent les malheureux qui y survivent excessivement mobiles* (2).

Les troubles de la respiration occasionnés par la présence de substances délétères dans le fluide respirable, doivent être signalés

______

(1) *De l'irritation et de la folie*, Paris, 1839, tom. I, pag. 273.

(2) Baumes, *Des convulsions chez les enfans*, pag. 61. — Tissot, *Traité des nerfs et de leurs maladies*, tom. II, 1re part., pag. 22. — Esquirol signale cette même er-reur de régime parmi les causes de l'épilepsie : *Des maladies mentales*, tom. I, pag. 297. Cet auteur regarde les convulsions de l'enfance comme prédisposant à la folie. Pinel signale le même fait.

comme pouvant donner naissance à plusieur formes de la surexcitation du système nerveux. Dans les cas où nous pouvons apprécier l'étendue de cette influence, il n'est pas difficile de distinguer les phénomènes pathologiques qui dépendent de la simple suboxigénation de l'air, de ceux qui résultent de l'action toxique des émanations délétères. Parmi ces émanations, nous trouvons plusieurs gaz, tels que le gaz hydrogène sulfuré, l'hydrosulfure d'ammoniaque, l'acide carbonique, les émanations connues sous le nom de miasmes; celles qui sont dues à certaines essences, telle que celle de térébentine; celles qui sont dues à certains métaux, tels que le plomb, le cuivre, le mercure, etc. Quelques-unes de ces émanations agissent directement sur le système nerveux dont elles affectent immédiatement les épanouissemens dans les surfaces bronchiques. La plupart sont incontestablement dans un rapport moins immédiat avec le système nerveux qu'ils n'affectent, qu'après s'être introduits dans le torrent circulatoire et après avoir vicié les conditions du sang artériel.

L'appréciation de l'influence délétère de ces émanations diverses, considérée dans ses rapports, d'un côté, avec l'éducation physique, et de l'autre avec les diverses formes de la surexcitation du système nerveux, nous conduit à signaler les circonstances particulières dans lesquelles les enfans se trouvent exposés à en subir les déplorables résultats. Ces circonstances sont surtout celles qui se présentent dans les ateliers dans lesquels des enfans, victimes de la cupidité des maîtres et de la misère des parens, puisent des germes de maladie et de mort pour gagner le modique salaire nécessaire à leur existence (1). Quant aux professions qui forcent les adultes à subir l'action des émanations délétères, devons-nous dans ce cas nous plaindre de l'insuffisance des moyens hygiéniques, ou bien devons-nous accuser l'imperfection des moyens techniques qui, étant perfectionnés, auraient de moins fâcheux inconvé-

(1) *Voyez* à cet égard le mémoire que vient de publier M. le docteur Villermé et le rapport lu par M. Dupin à la Chambre des pairs.

niens? Devons-nous en rendre responsables les besoins qui rendent ces professions indispensables? Nous ne pouvons que déplorer cette loi fatale de la nécessité, sans oser en accuser l'éducation. Cette loi tend chaque jour à devenir moins impérieuse, à mesure que les succès de la mécanique appliquée à la production des richesses sociales s'accroissent et se répandent; la civilisation offrira toujours moins fréquemment le spectacle de la jouissance des uns, obtenue au prix de la santé et de la vie des autres (1).

Selon M. Esquirol, les professions qui exposent l'homme aux vapeurs du charbon, à l'émanation des oxides métalliques, sont au nombre des causes qui favorisent le développement de la folie. Les boulangers, les menuisiers et les mineurs sont signalés par cet auteur comme étant dans ce cas. « La vapeur du plomb, ajoute-t-il, produit en Ecosse une espèce de manie dans laquelle les maniaques se détruisent à belle dents, et que les paysans écossais appellent *mill-reeck*. Les mineurs du Pérou, du Mexique sont sujets à une folie toute particulière. On prétend que les ouvriers qui emploient l'indigo, sont tristes et moroses (2). » « La vapeur du charbon, dit M. Louyer-Villermay, a déterminé chez une dame, à laquelle j'ai donné mes soins, une hypochondrie très-grave, dont elle a parfaitement guéri (3). »

Parmi les causes de la surexcitation du système nerveux dépendantes de l'atmosphère dans laquelle l'homme puise l'air nécessaire à la respiration, il en est un grand nombre auxquelles il peut se soustraire par une sage disposition des habitations, et par un choix éclairé des vêtemens. Malheureusement, l'ignorance, la misère, les préjugés, la vanité viennent dans plusieurs cir-

(1) Déjà on a obtenu sous ce rapport plusieurs résultats précieux. Tels sont ceux de l'application des machines à la préparation des couleurs, dont la plupart, on le sait, sont faites avec des substances métalliques très-nuisibles à ceux qui en aspirent les émanations. Nous avons été témoin plusieurs fois des affections auxquelles donne lieu l'occupation qui consiste à broyer les couleurs pendant dix à douze heures de la journée.

(2) *Des maladies mentales*, tom. I, pag. 46.

(3) *Traité des maladies nerveuses*, tom. I, pag. 30.

constances, transformer ces précieux moyens de conservation en instrumens de souffrances et de maladies. Nous rapporterons à la mauvaise disposition ou à la négligence de ces moyens de conservation, non-seulement les maladies qui en résultent directement, mais encore celles que, convenablement employées, ils eussent pu prévenir. Telles sont les maladies produites par l'insolation, par la température, etc.

A. *Des habitations.* — La température, nous venons de le voir, exerce une influence funeste sur la respiration. Lorsque l'air des appartemens n'est pas souvent renouvelé, lorsqu'ils sont excessivement chauffés, il en résulte, non-seulement pour les enfans, mais encore pour les adultes qui s'y renferment, des désordres nerveux fort graves, assez graves pour qu'on puisse en faire dépendre quelques cas d'aliénation mentale, d'affections convulsives et comateuses, etc.

L'action des rayons solaires, lorsqu'on néglige d'y soustraire les enfans, est une des causes sur laquelle nous devons appeler l'attention de nos lecteurs. Il n'est pas d'affection grave, dépendant de la sur-excitation du système nerveux, qui ne puisse être produite par l'*insolation*. Sur 466 aliénés de la Salpêtrière, M. Esquirol en a signalé 12 qui devaient leur maladie à l'insolation (1). Le même auteur rapporte l'observation d'un jeune Américain, qui, dans une traversée en Europe, s'étant couché et endormi sur le tillac, se réveilla avec un horrible mal de tête, une inflammation de la face et du cuir chevelu, et du délire. Ces symptômes disparaissent au neuvième jour, après d'adondantes saignées; mais aussitôt des accès d'épilepsie se manifestent, qui cédent enfin après quelques mois à un traitement convenable. On sait que l'insolation est une des causes les plus fréquentes de l'encéphalite et de l'hydrocéphale aiguë. Voici ce qu'en dit le docteur Abercrombie. « ..... Je n'entrerai dans aucun détail sur ces causes, je ne parlerai spécialement que d'une seule qui se pré-

____

(1) *Des maladies mentales*, Paris, 1838, tom. I, pag. 192.

sente fréquemment à l'observation et qui détermine des phénomènes particuliers : c'est de l'exposition à l'ardeur du soleil
qu'il est question. Il semble que dans les cas de cette espèce, les
membranes sont particulièrement affectées, et que dans d'autres
circonstances, c'est la subsance du cerveau qui est le siége de la
maladie. Cette cause produit quelquefois un état apoplectique qui
devient fatal en peu d'heures ; mais elle détermine plus fréquemment une maladie de nature inflammatoire, qui prend parfois le
caractère de la manie ; d'autres fois des symptômes paralytiques
surviennent dès le début de la maladie et sont suivis de la manifestation du coma... C'est ordinairement dans les climats chauds
que cette maladie s'observe, cependant elle se montre aussi ailleurs, comme cela est arrivé chez le sujet de l'observation suivante, que je dois à M. Clarkson, chirurgien à Selkirk (1). »

La privation des rayons solaires est une des causes les plus habituelles des maladies chroniques, parmi lesquelles la phthisie et
les scrophules occupent la première place. Quoiqu'on n'ait pu
encore déterminer exactement l'action de la lumière solaire sur
l'organisme, il est permis, à en juger par les effets qui résultent des habitations obscures, d'affirmer que les opérations
physiologiques les plus importantes, que l'hématose, surtout, et
l'innervation vitale, en reçoivent une puissante influence. Aussi
lorsque cette action salutaire est en défaut, les constitutions
lymphatiques et les affections chroniques prennent naissance pour
donner lieu à toutes les formes de la sur-excitation nerveuse qui
accompagnent plus particulièrement les désordres de la nutrition. Nous avons vu dans un village des Alpes plusieurs enfans
d'une même famille atteints d'affections convulsives, dont l'insalubrité de l'habitation était certainement la cause première,
puisque cette insalubrité est assez grande dans ce village, pour y
contribuer, plus que toute autre circonstance, à la production
du crétinisme (2).

(1) *Des maladies de l'encéphale et de la moelle épinière*, pag. 213
(2) Le village dont nous parlons est dans des conditions toutes différentes de celles

Une atmosphère froide et humide, surtout lorsqu'elle succède, la nuit, aux grandes chaleurs du jour, est une des causes le plus souvent siglalées des affections nerveuses, surtout chez les enfans. Cette observation remonte à Hippocrate et Galien, et a été souvent renouvelée. L'éducation physique est responsable de ces résultats, lorsqu'elle néglige l'emploi des moyens dont elle dispose, et à l'aide desquels elle peut dominer ou faire cesser ces dangers.

B. *Des vêtemens.* — Les vêtemens sont comme les habitations, les moyens à l'aide desquels l'homme parvient à modifier l'action des agens physiques sur son organisme. Or, ces moyens jouent un très-grand rôle dans l'éducation physique. Nous devons signaler rapidement l'influence du mauvais emploi de ces moyens sur la production de la sur-excitation du système nerveux et des diverses maladies qui sont un effet consécutif de cette sur-excitation.

Les vêtemens donnent lieu à de graves conséquences lorsqu'ils sont : 1° compressifs ; 2° trop chauds ; 3° insuffisans.

Les maillots, les béguins et les corsets occupent la première place parmi les vêtemens compressifs. Déjà l'éducation physique a conquis, à cet égard, un grand triomphe sur de vieux préjugés et de déplorables habitudes. Mais le triomphe est loin d'être complet, car il est plusieurs contrées où il est encore inconnu, et dans lesquelles les mères et les nourrices emmaillotent leurs enfans et enserrent leurs têtes dans des béguins. Quant aux corsets, malgré le perfectionnement qu'on prétend avoir apporté dans leur confection, nous avons encore à en déplorer la funeste influence.

Selon Baumes, les maillots sont, lorsqu'on en abuse, une des causes de convulsions soit idiopathiques soit sympathiques. Il en fait dépendre les convulsions symptômatiques qui ont lieu dans le cas de compression exercée sur l'abdomen, compression que les

des villages où règne ordinairement le crétinisme. L'air y est vif, souvent renouvelé, des glaciers le dominent. Il n'y a que quelques arbres peu nombreux.

praticiens, Alphonse Leroy (1), Mauriceau, Tissot, etc., regardent avec tous les physiologistes, comme devant nuire aux deux fonctions principales de la nutrition, c'est-à-dire à la digestion et à la respiration. « Les convulsions idiopathiques dépendent, dit Baumes, de ce que la compression de tout le corps, mettant obstacle à la distribution des liquides, ceux-ci doivent être refoulés vers la tête avec d'autant plus de facilité que cette partie n'est pas comprimée, et que le cerveau est un organe mou et pulpeux. De là naît une polyémie locale, et les résultats ordinaires de celle-ci sont une tension extrême du cerveau, une compression dangereuse de cet organe, ou la crue respectivement excessive de la tête. » Le même auteur s'attache ensuite à démontrer comment ces circonstances, en augmentant ce qu'il appelle la *mobilité* de l'enfant, donnent naissance aux spasmes et aux convulsions. Il fait le même raisonnement pour les béguins et il cite à ce sujet l'observation de Boretius, qui a vu un enfant de dix semaines, qu'un pli grossier de son béguin serré par une mère imprudente, jeta dans des accès d'épilepsie (2). Ce qui le porte à condamner avec énergie l'usage de cette coiffure, c'est surtout le cordon qu'on passe autour du cou de l'enfant pour l'affermir.

Quant aux corsets, ils ont l'inconvénient incontestable de gêner les mouvemens respiratoires et d'appeler par là des congestions cérébrales comme le font les maillots et les béguins ; ils ont de plus comme les maillots l'inconvénient de nuire au développement de la poitrine et de prédisposer aux troubles fonctionnels qui résultent de ce défaut de développement. Voici ce que dit Tissot à cet égard : « La pernicieuse habitude de trop serrer les jeunes filles équivaut seule à toutes les autres erreurs de l'éducation ; tous les organes digestifs comprimés et leur action affaiblissant la respiration dérangent absolument la nutrition ; il en résulte une multitude de maux qui sont étrangers à cet ouvrage, mais

(1) *Médecine maternelle, ou l'art d'élever et de conserver les enfans*, Paris, 1830, in-8°.
(2) *Voyez* Baumes, pag. 74.

le plus marqué, c'est une *mobilité extrême dans le genre nerveux* qui se développe principalement dès l'âge de quatorze à quinze ans, et amène à cette époque, des défaillances, des étouffemens, l'insomnie, les convulsions, la mélancolie et un marasme mortel au bout de quelques années. » Zimmerman s'exprime à cet égard à peu près dans les mêmes termes que Tissot.

Quelque exagérées que puissent paraître ces appréciations étiologiques, reproduites au reste par un grand nombre d'auteurs dans le but salutaire de diminuer les inconvéniens de la compression exercée par les vêtemens, nous devons néanmoins en tenir compte. Il est évident que toute cause qui gêne les mouvemens musculaires et qui soustrait la peau au contact de l'air et de la lumière, est une source de troubles fonctionnels auxquels le système nerveux est loin de rester étranger. Quant aux vêtemens trop chauds, lorsqu'ils sont habituellement portés, sans égard aux conditions de la température extérieure, ils ont le double inconvénient d'accroître l'impressionnabilité de la peau, et de faire prédominer les sécrétions cutanées aux dépens de la perspiration pulmonaire. Il en résulte encore une circulation trop active, qui trouble l'appareil respiratoire et qui prédispose aux congestions cérébrales.

Quant aux vêtemens insuffisans, ils sont surtout dangereux lorsqu'ils occasionent la suppression de la transpiration, et avec cette suppression, l'invasion des maladies des organes, soit de la respiration soit de la digestion.

§ III. De l'influence exercée par les conditions mauvaises des alimens et des boissons, et par les troubles de la digestion qui en résultent.

Tous les praticiens s'accordent à reconnaître l'influence funeste d'une alimentation mauvaise ou mal réglée sur la production de la surexcitation du système nerveux et des maladies qui en sont un effet consécutif. Nous ne croyons pas devoir beaucoup insister sur ce fait général et reconnu de tous. Les alimens peuvent être nuisibles par leur quantité et par leur qualité. Il en est de même des boissons. Ils peuvent encore nuire par la manière inopportune et déréglée avec laquelle ils sont pris. Un des effets les plus fâcheux qui résultent d'une alimentation mal dirigée, consiste surtout dans les troubles de l'appareil digestif, troubles pénibles et opiniâtres, dont les irradiations sympathiques jouent un très-grand rôle dans la production de certaines affections nerveuses. Ainsi les alimens et les boissons ne doivent pas seulement être considérés dans leur relation avec la nutrition générale, mais encore dans leur relation avec les diverses opérations de l'appareil digestif.

Les alimens, avons-nous dit, peuvent nuire par leur qualité, par leur quantité ou par l'irrégularité avec laquelle ils sont pris.

La profusion avec laquelle certaines nourrices donnent à téter à leurs nourrissons est une cause d'indigestion, qui, reproduite souvent, peut engendrer une prédisposition féconde en désordres nerveux, que l'éducation doit s'efforcer de prévenir. Quant à l'allaitement artificiel et au sevrage, s'ils ont lieu en l'absence de toutes les règles prescrites par une sage hygiène, la nutrition des enfans en souffre, et l'on sait que les troubles de la nutrition ne tardent pas à donner lieu aux symptômes de la sur-excitation du système nerveux. En même temps que nous signalons ces inconvéniens, nous rappellerons l'influence exercée par la qualité du lait de la nourrice. Or, ce lait peut être insuffisant, trop pauvre en principes nutritifs; il peut être trop riche et trop abondant. Dans le premier cas, il expose l'enfant aux cris, aux agitations de la faim et aux résultats de l'inanition; dans le second cas, il expose l'enfant à de mauvaises digestions ou à la pléthore. De part et d'autre, on doit redouter les mêmes effets.

On lit dans un grand nombre d'auteurs des observations qui semblent avoir été recueillies en haine de certains alimens. Nous ne saurions rappeler ici les anathèmes plus ou moins mérités qui ont été lancés contre la bouillie, contre la panade, etc., que Baumes, Lecamus, Zimmerman regardent comme la source des plus foudroyantes convulsions. Zimmerman explique par l'indigestibilité de la bouillie, la mortalité, qui, de son temps, envahissait à la suite des convulsions, huit mille enfans sur vingt-cinq mille morts, dans la ville de Londres. Pouvons-nous nous abandonner à ces exagérations, et entrer à cet égard, dans des détails qui transformeraient notre travail en une fastidieuse compilation? Bornons-nous à répéter ici ce que nous avons dit plus haut sur la malheureuse tendance qui, en étiologie, porte les meilleurs esprits à se diriger conformément à la maxime *post hoc, ergo propter hoc.*

Il est impossible que nous nous livrions ici à un examen minutieux de l'action des divers alimens sur la production des troubles de l'impressionnabilité et de l'innervation. Pour accomplir cette tâche, qui d'ailleurs est étrangère à notre sujet, nous serions dans la nécessité d'envahir le domaine des recherches hygiéniques et étiologiques, qui se rencontrent dans de nombreux et volumineux ouvrages et que nous n'avons point l'intention de reproduire. C'est pour éviter à nos lecteurs et à nous-même, l'ennui d'une aussi longue digression, que nous avons exposé dans la première partie de ce mémoire, les données générales les plus propres à faire connaître les relations qui existent entre le régime et les faits d'excitabilité et de sur-excitabilité du système nerveux. Nous tenons à n'entrer dans des développemens étendus que sur les faits les moins connus. Quant aux autres, nous devons nous borner à des généralités. Nous attachons un grand prix surtout, à n'entourer de quelques détails que ceux d'entre les élémens de la solution que nous cherchons, qui nous semblent originaux et féconds. Nous ne redirons donc pas avec Tissot l'action du persil sur les nerfs d'une femme vaporeuse, celle des fraises et des écrevisses *sur un grand nombre de gens,* celle des yeux d'écrevisse, des boissons d'écrevissse, signalée par Van Swieten et Viridet, celle des moules, celle des sucreries *sur une femme à qui elles donnaient toujours un accès de vapeurs,* etc. Nous ne rappellerons par le spasme dans les pieds occasioné par l'usage des corneilles et le spasme dans les bras occasioné par l'usage des alouettes, rapportés par le docteur Riedlin (1). Nous ne rappellerons pas davantage l'attaque d'épilepsie observée par Hildeshein à la suite d'un excès de fruits et de lait; l'épilepsie observée par Sennert et due à l'usage des champignons, l'épilepsie attribuée par La Forest à des anguilles, les convulsions épileptiformes dues, selon Dolée, à une compote de choux, etc., selon Schenkius, à des lentilles, etc. Si nous procédions ainsi, nous ferions plutôt un traité de gastronomie appliqué à l'étude des idiosyncrasies, qu'un chapitre sur l'influence du régime, considéré comme moyen de l'éducation physique, et dans ses rapports avec la sur-excitation du système nerveux.

L'irrégularité dans les repas est, chez plusieurs personnes, une cause des troubles de la digestion, qui accompagnent souvent et qui aggravent quelquefois les symptômes de la névropathie protéiforme et de l'hypochondrie. Les personnes prédisposées à ces affections éprouvent souvent des impressions qui simulent la faim, qu'ils croient pouvoir appaiser en prenant des alimens. Il en résulte, avec un accroissement du malaise qu'on veut éviter, une altération toujours plus grande des fonctions digestives et une nutrition toujours moins complète. Quant à l'abus des alimens, à l'habitude d'une table trop recherchée, à la variété des mets qui excitent l'appétit, quant à tous ces écarts de régime qui sont connus sous le titre commun d'*excès de tout genre*, on sait qu'ils figurent dans l'étiologie de toutes les maladies. L'épilepsie sanguine ou pléthorique peut en résulter, ainsi que plusieurs formes de l'aliénation mentale, ainsi que plusieurs affections comateuses et inflammatoires.

Quant à la privation des alimens, nous rappellerons avec M. Esquirol, que le jeûne, la faim prolongée, ont été signalés par plusieurs auteurs comme propres à produire la mélancolie. « Cette influence, ajoute cet excellent maître, est même consacrée par le langage populaire, et l'habitude de surcharger l'es-

____

(1) Tissot, *Des nerfs et de leurs maladies.*

tomac d'alimens de difficile digestion, particulièrement chez les hommes qui font peu d'exercice, dispose à la même maladie. »

Les conditions de l'alimentation varient dans leurs effets avec l'idiosyncrasie des individus, avec leur genre de vie, la nature de leurs travaux, de leurs exercices, etc. Les travaux intellectuels excessifs, les efforts continus et violens, qu'exigent certaines professions, lorsqu'ils ont lieu en même temps qu'une mauvaise alimentation, en accroissent les inconvéniens, tandis qu'une existence plus douce, une certaine gaîté d'esprit en diminuent les dangers.

B. *Des boissons.* — Les boissons occupent dans l'étiologie des affections nerveuses une place, qui est dûe, en grande partie, à la propriété dont plusieurs d'entre elles jouissent de diriger leur action spéciale sur le cerveau et de modifier d'une manière plus ou moins agréable, plus ou moins dangereuse, les phénomènes de l'impressionnabilité et de l'innervation. Si les buveurs savaient tous les maux que les médecins font marcher à la suite de l'abus du vin et des liqueurs, et surtout s'ils pouvaient y croire, il en résulterait peut-être pour plusieurs d'entre eux, une frayeur salutaire. Nous mettrions volontiers sous leurs yeux ces lignes de Tissot : « l'abus du vin dont l'effet est de produire une tension dans les vaisseaux du cerveau, le dérangement des facultés et des sens, le vertige, le tremblement, la faiblesse de tous les muscles, conduit nécessairement aux maux de nerfs et surtout aux tremblemens, à la paralysie, à l'hypochondrie, quand on ne vient à en faire excès que peu à peu; mais si on se livre à ces excès tou-à-coup, il en résulte des épilepsies, des manies, des convulsions de toutes espèce. » Baumes se sert des mêmes expressions pour exprimer le même fait (1).

(1) Le tableau de la manière de vivre, donné par Esquirol dans la recherche des causes de la folie, indique 26 cas d'abus de vin sur 264 malades. On attribue à cet abus le grand nombre d'affections nerveuses qui règnent en Angleterre et aux États-Unis. Mais, à cet égard, il faut se garder de porter un jugement trop précipité. En général, les auteurs attribuent les maladies d'un peuple à toutes les causes *qui se trouvent sous la main* (qu'on nous pardonne cette expression). Ici c'est l'abus du vin,

Dans l'âge adulte, l'abus du vin est une source assez abondante en désordres nerveux pour permettre un pareil tableau ; il doit exercer une bien plus funeste influence lorsqu'il existe à un âge, qui réclame plus particulièrement les soins de l'éducation physique. On sait qu'il arrive à des nourrices ou à des bonnes de donner du vin aux enfans afin de les endormir et de jouir de la liberté que leur procure ce sommeil. Baumes assure avoir vu des effets déplorables de cet acte coupable. Il n'est pas nécessaire pour comprendre les inconvéniens de pareils abus, dans le jeune âge, de dire avec un auteur, *que le vin agace les nerfs par sa partie spiritueuse et raccornissante*. En présence d'un fait aussi aisé à concevoir, toute explication est superflue. Au reste, l'éducation morale, plus que l'éducation physique est responsable des désordres qu'occasione l'abus du vin et des liqueurs, car cet abus est le résultat d'une habitude créée par les mauvaises fréquentations, par les sales attraits de la débauche, par l'oisiveté et la paresse, par de coupables et dangereux enseignemens (1).

Le thé et le café ont subi de graves condamnations. « Ces boissons à la mode qui tyrannisent tous les âges, dit Baumes, doivent être rangées parmi les causes convulsifiques. » Rien de bizarre comme la théorie donnée par Tissot sur les mauvais effets des infusions chaudes de thé ou *de la nature du thé*. Pomme attribue les maux de nerfs qui règnent en Hollande à l'usage du thé et du café. « On ne saurait comprendre, ajoute-t-il, combien la dégénération actuelle, tant au physique qu'au moral, doit au grand usage de ces sortes de boissons. » Nous nous arrêtons devant ces exagérations, ne connaissant aucune observation, aucun fait bien authentique, qui serve même de prétexte à ces généralités banales. Nous croyons que le café et le thé sont nuisibles lorsqu'ils occasionent l'insomnie ou lorsqu'ils troublent

là c'est le chaud, ailleurs c'est le brouillard ; les mouvemens des affaires commerciales, etc. Quel vague, quelle incohérence dans l'exposition des faits qui précisément réclament la plus grande précision !

(1) *Voyez* Ch. Roesch, De l'abus des boissons spiritueuses (*Annales d'hygiène*, tom. XX, pag. 5 et 241).

la digestion ; ils ne conviennent point à l'enfance, ils sur-
excitent le cerveau dans plusieurs cas ; mais nous savons aussi
que l'usage de ces infusions est souvent sans inconvénient et qu'il
est surtout sans inconvénient chez les personnes qui n'éprouvent
pas le moindre malaise, après en avoir pris. L'usage ne devient
un abus que chez les personnes qui en souffrent, et chez celles qui
s'en servent comme d'un moyen d'éviter le sommeil et d'activer
les opérations cérébrales.

Il est des boissons autres que le vin, les liqueurs spiritueuses
ou les infusions aromatiques, qui, selon nous, méritent plus
particulièrement d'être signalées dans ce paragraphe. Ce sont la
plupart des alimens liquides que l'on suppose pouvoir être plus
aisément digérés par des estomacs malades. Ce sont sourtout,
parmi ces alimens liquides, les boissons émollientes telles que le
lait, l'orgeat, la décoction d'orge ou de gruau, etc., données
sans égard à la constitution générale des individus. Ce sont encore les boissons dites délayantes, dont l'abus, que nous ne pouvons expliquer que par le préjugé répandu sous l'influence de
fausses doctrines médicales, est devenu général dans notre pays,
chez les femmes surtout. On ne nous persuadera jamais que l'estomac puisse supporter sans en éprouver de mauvais effets, ces
énormes et vraiment effrayantes doses de boissons, connues sous
le nom de tisanes, que nous voyons tous les jours avaler par des
personnes dont les fonctions digestives sont déjà affaiblies par
tant de causes. L'observation nous le montre d'ailleurs tous les
jours : les boissons délayantes, émollientes ou acides, prises im-
modérément dans des affections chroniques, en l'absence de toute
fièvre, sous le vain prétexte d'un rhume, d'une constipation,
d'un *échauffement*, d'une difficulté de digérer, de la privation
de l'appétit, etc., finissent presque toujours par produire des
résultats funestes à la nutrition. Ce sont surtout les personnes
dont le système nerveux est *sur-excité*, ou qui sont dans les
conditions que nous avons signalées comme caractérisant la névropathie protéiforme, qui rencontrent dans l'abus des boissons dé-

layantes un obstacle à toute amélioration ultérieure de leur chétive santé. Qu'on s'étonne après cela des rares, mais brillans succès, obtenus par des charlatans qui conseillent aux malades de renoncer à leurs drogues et à leurs tisanes et qui les forcent à recourir à une alimentation plus solide, plus substantielle. Qu'on s'étonne après cela des désordres nerveux et des affections organiques de l'estomac qui se montrent à la suite d'une prétendue phlegmasie à laquelle on oppose des pintes de tisane d'orge, de chiendent, à la suite d'un rhume auquel on oppose des litres de tisane de guimauve, de feuilles de mauve, etc. (1). Certes, nous nous plaisons à reconnaître combien Louyer-Villermay a eu raison de signaler ce genre d'abus comme une des causes les mieux constatées de l'hypochondrie. L'abus de ces boissons est surtout nuisible aux jeunes filles disposées à la chlorose.

Ainsi, les boissons excitantes et les boissons émollientes ou acides, données avec excès, nuisent également à la nutrition, les unes en troublant plus spécialement la circulation et les autres en troublant plus spécialement la digestion. Les premières sur-excitent le cerveau; elles y déterminent une congestion dangereuse, source de nombreux désordres fonctionnels; les autres appauvrissent le sang, altèrent l'appareil digestif, et donnent lieu aux troubles qui naissent de ces deux causes.

L'éducation physique est responsable de ces résultats, lorsque sans égard pour la constitution des individus, elle permet l'abus de ces boissons également nuisibles.

§ IV. De l'influence exercée par l'usage de quelques substances étrangères à l'alimentation, par la négligence ou par l'abus de quelques moyens hygiéniques ou thérapeutiques.

A. *Des substances étrangères à l'alimentation.* — Parmi les substances étrangères à l'alimentation et dont l'usage est plus

______

(1) Nous avons été témoin de deux exemples d'affection organique de l'estomac survenues par l'abus des tisanes dans le traitement de la gonorrhée.

ou moins répandu, nous signalerons : 1° les assaisonnemens auxquels on a recours dans le but de flatter le goût ou d'activer la digestion ; 2° les odeurs à la mode dans la toilette des femmes ou dans les appartemens ; 3° l'usage de certaines substances qui ont pour effet de modifier d'une manière plus ou moins factice les phénomènes d'impressionnabilité et d'innervation, soit en produisant une des formes variées de l'ivresse, soit en produisant une sur-excitation et une congestion cérébrales. Pour ce qui concerne l'emploi de quelques moyens hygiéniques et thérapeutiques, nous devons plus particulièrement dire quelques mots de l'abus des bains, de l'abus des médicamens en général, des narcotiques et des purgatifs en particulier et des négligences dans la surveillance de la conduite des enfans.

Les mauvais effets de certains assaisonnemens tiennent, soit à ce qu'ils rendent les alimens auxquels ils sont mêlés moins digestibles, soit à ce qu'ils stimulent trop fortement la muqueuse gastro-intestinale. Tout abus, à cet égard, engendre des désordres dans la nutrition, qui ne tardent pas à être suivis des troubles de l'impressionnabilité et de l'innervation et que l'éducation physique doit s'attacher à prévenir.

Quant aux odeurs, on sait qu'il est des personnes pour lesquelles elles sont un véritable poison. Des fleurs odorantes dont on orne les appartemens sont surtout très-dangereuses dans les chambres à coucher. Les essences dont on parfume les cheveux, les étoffes, les bains, produisent quelquefois de très-mauvais effets. Tout le monde connaît l'action de certaines impressions olfactives sur l'innervation en général et sur certains désordres nerveux tels que les nausées, les vomissemens, la syncope, les attaques de nerfs, désordres très-aisément produits chez les personnes douées d'une idiosyncrasie particulière. Il est donc des circonstances où l'usage de ces odeurs doit être condamné par l'éducation physique.

Les narcotiques sont les substances dont l'emploi, dans l'état de santé, est une des sources les plus fécondes de la sur-excitation du système nerveux et des maladies qui en sont un effet consécutif. A la tête de ces narcotiques nous plaçons l'opium ; quelle que soit la manière dont on en use, en infusion aromatique, ou en nature, en extrait alcoolique ou en extrait gommeux, qu'il soit fumé ou administré intérieurement, l'effet qui en résulte est toujours funeste. La démence est la forme la plus fréquente de l'aliénation mentale à laquelle on est conduit par le déplorable usage de l'opium. C'est ce qui a lieu chez les Chinois, où l'habitude de fumer l'opium a prévalu malgré les sages prohibitions de leur gouvernement. Il semble que l'opium, en exaltant outre mesure la vitalité du cerveau, en épuise rapidement la capacité *névrogénique* (qu'on nous pardonne cette expression). On sait, au reste, que la démence est fréquemment le résultat incontestable de l'épuisement qui a lieu, soit par l'effet de la vieillesse, soit par l'effet des travaux excessifs de l'esprit, soit par l'abus des boissons énivrantes.

Il est peu de substances dont l'usage soit aussi généralement répandu que celui du tabac. L'habitude en diminue les inconvéniens dans le plus grand nombre des circonstances. Toutefois, il est des constitutions délicates, des conditions de sur-excitabilité nerveuse que l'usage du tabac prisé ou fumé ne fait qu'accroître, soit en sur-excitant directement le cerveau, soit en troublant les fonctions digestives.

Il est une substance peu connue encore en Europe, et que nous devons signaler ici à cause de l'influence qu'elle exerce chez certains peuples de l'Afrique et de l'Asie, sur la production de l'aliénation mentale ; c'est le *haschitt* ou la substance obtenue par la distillation des pistils du chanvre. D'après les renseignemens qui ont été donnés sur les effets de cette substance, le délire qui en résulte, est un délire d'une gaieté bruyante, fantastique et vraiment extraordinaire. On fume quelquefois l'extrait enivrant qu'elle fournit ; mais le plus souvent on la prend sous la forme de boisson. Madden rapporte que, visitant l'hôpital du Caire, il y rencontra quatre fous sur treize dont l'aliénation était attribuée à l'usage du haschitt (1). Évidemment la tolérance d'un pareil usage, à l'âge où l'éducation physique doit manifester ses plus tendres sollicitudes, devait être signalée dans ce paragraphe.

B. *De l'usage inopportun des bains et des médicamens en général, des narcotiques et des purgatifs en particulier.* — Les bains considérés dans leurs rapports avec la sur-excitation du système nerveux présentent, lorsqu'on en abuse, de très-graves inconvéniens. L'abus des bains est surtout relatif à la fréquence et à la température. Des bains ordinaires renouvelés trop souvent et sans nécessité rendent la portion cutanée de l'appareil tactile très-sur-excitable; ils troublent l'harmonie des sécrétions de la peau, celle de la muqueuse bronchique et gastro-intestinale; ils contribuent à produire la mollesse, la pusillanimité, ils nuisent à la nutrition.

Des bains trop chauds occasionent des congestions cérébrales et amènent à la suite de ces congestions une foule d'accidens parmi lesquels nous nommerons la métrorrhagie chez les femmes. Les bains froids administrés mal à propos, sans précautions, sont très-dangereux, au point qu'on cite des cas de manie et d'épilepsie ayant débuté sous l'influence de l'impression d'une lotion froide sur la tête, administrée à un teigneux ou à une personne en sueur (2).

L'abus des médicamens est surtout très-funeste aux enfans, dont l'expérience ne nous a pas encore appris à connaître l'idiosyncrasie, aux enfans surtout qui sont encore dans l'impuissance de nous exprimer leurs sensations. L'erreur est, dans ce cas, à la fois plus facile et plus dangereuse. Parmi les médicamens, nous signalerons particulièrement les narcotiques et les purgatifs dont l'usage est le plus répandu. Les narcotiques consistent dans les diverses préparations de l'opium, de la bella-

---

(1) Madden, *Travels in Turkey, Ægypt.*, etc. Lon'd, 1829.

(2) Maisonneuve, *Recherches et observations sur l'épilepsie*. Esquirol, *Des maladies mentales*, Paris, 1838, tom. I, pag. 73.

done, etc. On sait que plusieurs enfans sont déjà naturellement prédisposés aux congestions cérébrales ; il est aisé par cela même d'apprécier les dangers de ces sortes de médicamens. Quant aux purgatifs, dont l'abus, dans certains pays, est vraiment prodigieux, ils figurent parmi les causes qui aggravent la situation de l'hypochondriaque, tout en leur apportant un soulagement momentané. On sait d'ailleurs que les purgatifs habituels rendent le ventre extrêmement paresseux, qu'ils irritent le tube gastro-intestinal et que, lorsqu'ils produisent des résultats excessifs, ils appauvrissent la nutrition générale. Le préjugé qui fait attribuer à la présence des vers intestinaux tous les dérangemens qui surviennent dans la santé des enfans, est une des causes auxquelles nous devons l'abus des purgatifs que nous signalons. Le calomélas surtout, qui est le purgatif le plus généralement employé, est suivi des plus graves inconvéniens lorsqu'il est administré à une dose trop élevée et trop souvent répétée.

Les cantharides ont l'inconvénient, on le sait, d'exciter l'appareil génito-urinaire. On a vu des cas de priapisme produits par l'emploi de ce médicament. L'éducation physique doit en surveiller l'usage, à un âge où l'onanisme est l'habitude la plus redoutable.

Signalons enfin l'emploi inopportun des médicamens qui ont pour but de faire disparaître un exanthême, les dartres, la teigne, les croûtes dites laiteuses, un écoulement du nez ou de l'oreille, le flux hémorrhoïdal, un ulcère, la goutte, le rhumatisme, etc. Bien que nous ne croyions pas que l'éducation physique soit toujours responsable des accidens qui surviennent à la suite de la répercussion d'un exanthême, ou de la cessation d'un écoulement habituel, il n'est pas moins vrai que l'éducation physique doit veiller à ce que, *dans le cas où la prévoyance est possible*, cette faute ne soit pas commise. Or, on le sait, il n'est pas une seule maladie nerveuse qui ne soit regardée comme pouvant résulter d'une pareille faute.

C. *De la négligence, des soins et de la surveillance que*

réclament, en quelques circonstances particulières, la santé et les habitudes des enfans ou des jeunes gens. — La masturbation est la cause que l'on rencontre au premier rang dans l'étiologie des maladies qui sont un effet consécutif de la sur-excitation du système nerveux. Esquirol attribue 24 cas d'aliénation mentale sur 464 qui figurent dans son tableau V (De la manière de vivre). L'onanisme prédispose à l'épilepsie, et comme l'a dit le maître que nous venons de citer, il en devient la cause déterminante même dans l'enfance. L'épuisement qui résulte d'une aussi funeste habitude est la source principale des troubles de l'impressionnabilité et de l'innervation qui la révèlent aux médecins. Toute imprudence qui aurait donné lieu à cette habitude, toute négligence qui aurait eu pour effet de ne pas la prévenir, accusent l'éducation physique autant que l'éducation morale.

La première et la seconde dentition sont quelquefois pénibles et douloureuses. Elles occasionent dans certains cas des convulsions graves, et par suite les maladies auxquelles ces convulsions prédisposent ceux qui en sont atteints. Le défaut de surveillance à cet égard des parens et des médecins doit être signalé parmi les négligences de l'éducation physique, dont nous avons à signaler l'action sur la production de la sur-excitation du système nerveux.

La menstruation, lorsqu'elle tend à s'établir, occasione un trouble général de l'impressionnabilité et de l'innervation, qui réclame les plus grands soins. La névropathie protéiforme, l'hystérie, la chlorose, l'hypochondrie, prennent souvent naissance sous l'empire de cette cause. Des accès d'épilepsie ont été déterminés par une menstruation difficile ou par une simple suppression accidentelle. Il n'est d'ailleurs pas de maladie, de maladie nerveuse surtout, qui, si nous en croyons les praticiens les plus expérimentés, ne puisse être le résultat d'un retard, de la suppression ou du dérangement des règles. Toute négligence de l'éducation physique à cet égard doit donc être signalée.

Les chutes sur la tête, les coups violens, sont suivis quelquefois de graves désordres cérébraux. On cite de nombreux exemples d'épilepsie, d'aliénation mentale, d'épanchement et de rammollissement du cerveau, survenus à la suite de ces accidens. Lorsque les parens ou les instituteurs, par une sage prévoyance, auraient pu les prévenir, lorsqu'ils ont eu lieu par leur négligence ou par leur violence, l'éducation physique est responsable des malheurs qui en résultent.

Plusieurs personnes se plaignent d'une constipation habituelle et opiniâtre. C'est même là, il faut le dire, un des tourmens de la plupart des affections nerveuses, de la névropathie protéiforme, de l'hypochondrie, de l'hystérie, etc. Chez certains individus, très-sains d'ailleurs, cette constipation est la source incontestable d'un grand nombre de troubles de l'impressionnabilité et de l'innervation. En présence de ce fait vulgaire, n'est-il pas permis d'accuser l'éducation physique, lorsqu'elle n'a pas eu soin de faire prendre, dès l'enfance, l'habitude d'aller régulièrement à la selle, à une heure déterminée, et surtout lorsqu'elle n'a pas eu soin de vaincre cette paresse qui fait résister trop souvent à la satisfaction d'un besoin; paresse qui, selon nous, est une des causes les plus ordinaires de la constipation.

Il est de jeunes personnes qui ont à peine atteint une puberté précoce et que d'imprudens parens songent déjà à marier. Il est inutile de faire l'énumération des inconvéniens qui en résultent, pour elles d'abord, et ensuite pour leurs enfans. Qu'il nous soit permis de rappeler à la fin de ce chapitre la réflexion que nous avons faite en le commençant : « L'éducation physique n'attend pas pour faire sentir sa bienfaisante influence que l'enfant ait vu le jour et poussé ses premiers cris, elle commence à témoigner des sollicitudes le jour où la femme a reconnu qu'elle va être mère. » Nous pouvons ajouter que le jour où des parens choisissent un époux à leur fille ou une épouse à leur fils, non-seulement ils apportent un dernier tribut à l'éducation physique des enfans dont ils dirigent la destinée, mais encore ils aportent un premier tribut à l'éducation physique des enfans qui doivent naître de ce mariage. Les parens ne doivent pas seulement tenir compte des conditions de l'âge des jeunes gens qu'ils veulent unir ; ils doivent encore tenir compte de toutes les conditions physiologiques ou pathologiques qui peuvent se transmettre aux enfans. C'est ainsi que l'hérédité, cette cause des maladies, si rebelle à l'action des influences éducatrices, se trouve liée à une négligence de l'éducation.

CHAPITRE II.

De l'influence de la mauvaise direction des exercices sur la production de la sur-excitation du système nerveux et des maladies qui sont un effet consécutif de cette sur-excitation.

La direction des exercices comprend l'ensemble des moyens de nutrition et de déperdition partielles, dont l'éducation dispose dans le but de créer d'une part des faits d'habitude, et de l'autre de favorables diversions. C'est ainsi que la direction des exercices est entre les mains de l'activité éducatrice dont l'homme est doué, un moyen puissant d'intervenir dans les destinées non-seulement des individus, mais encore des générations. Lorsque cette direction est mauvaise, elle donne lieu à un grand nombre de phénomènes pathologiques, transmissibles héréditairement, parmi lesquels une grande place est réservée aux troubles de l'impressionnabilité et de l'innervation, ou en d'autres termes, à la sur-excitation du système nerveux.

Les exercices ne consistent pas seulement, ainsi que nous l'avons énoncé ailleurs, dans la répétition de certains mouvemens musculaires, ils consistent encore dans le renouvellement des excitations fonctionnelles qui, dans les faits d'impressionnabilité sensoriale, dans les faits d'innervation intra-cérébrale et dans les faits d'innervation cérébro-ganglionnaire, sont soumises à l'influence de l'éducation. Tels sont les exercices sensoriaux, les exercices intellectuels et logiques, et les exercices affectifs. Nous comprenons dans la mauvaise direction des exercices le sommeil trop prolongé et les veilles excessives, qui correspondent le pre-

mier à l'interruption trop prolongée, et les secondes au renouvellement trop fréquent des excitations normales.

§ I. De l'influence exercée par la mauvaise direction des exercices sensoriaux.

Les exercices sensoriaux sont ceux qui ont pour objet de développer les divers appareils de l'impressionnabilité tactile, auditive, visuelle, olfactive et gustative. Ces exercices comprennent
la mémoire sensoriale, ou la reproduction des impressions sensoriales, qui a son siége dans la portion cérébrale de ces appareils,
et qui consiste, comme l'habitude, dans un fait de nutrition
partielle, dépendant du renouvellement des excitations spéciales.
Quant à la mémoire spirituelle qui résulte de l'intervention de
l'activité morale et intellectuelle, que nous distinguons de la
mémoire sensoriale, elle appartient plus particulièrement aux
exercices intellectuels.

A. *Des exercices de l'appareil tactile.* — Les impressions
reçues et transmises par l'appareil tactile, sont celles de la température et de la résistance. C'est l'esprit qui fait le reste, quand
l'homme éclairé par un enseignement préalable, apprécie à l'aide
du toucher, les formes, les diversités de surface et même les
couleurs.

Nous avons peu de choses à dire sur les inconvéniens qui résultent d'un exercice immodéré de cet appareil, surtout si on le
considère indépendamment des fonctions de la peau. Nous croyons
plutôt devoir rappeler que toutes les circonstances qui contribuent
à accroître l'impressionnabilité de la portion cutanée de l'appareil
tactile, peuvent donner lieu à quelques désordres fonctionnels
qui s'étendent au-delà de cet appareil. Telles sont la souplesse et
la finesse des vêtemens, la soustraction habituelle de la peau au
contact de l'air renouvelé, les bains chauds, les bains de vapeur,
les lotions, etc., tous les moyens, en un mot, dont on se sert
dans l'éducation de certains enfans, des jeunes fille surtout. Il en
résulte une sur-excitabilité cutanée telle, que, non-seulement les
moindres vicissitudes atmosphériques seront une source de graves

maladies, mais encore que les plus faibles douleurs, que les plus faibles impressions deviendront une cause de troubles nerveux, ainsi que cela arrive chez les riches habitans des Antilles où le tétanos survient après les blessures les plus légères.

Nous ne parlerons pas ici des hallucinations du toucher, car nous n'en connaissons aucun exemple à la production duquel l'exercice excessif de ce sens ait pu contribuer. Les hallucinations du toucher sont d'ailleurs indépendantes de la sur-excitation de l'appareil tactile; elles dépendent plus exclusivement que les autres hallucinations sensoriales, des troubles de la vie spirituelle, c'est-à-dire, des diverses formes de l'aliénation mentale (1).

B. *De l'appareil visuel.* — L'éducation physique peut influer de deux manières sur la production de la sur-excitation de cet appareil; elle peut l'occasioner, soit en en permettant l'exercice avec excès ou dans des conditions défavorables, soit en en favorisant l'inactivité habituelle. C'est dans la sur-excitation visuelle que se montrent dans toute leur évidence les données physiologiques que nous avons établies, pour expliquer l'analogie des effets produits par deux causes opposées. C'est dans l'appréciation des faits de sur-excitation visuelle, que nous avons saisi le secret des deux principales conditions pathogéniques qui constituent la sur-excitation du système nerveux (2).

En effet, que la vision soit maintenue inactive pendant un temps plus ou moins prolongé, que la lumière actuelle fasse place à une obscurité profonde ou à la pâle lueur d'une lumière artificielle, l'appareil visuel ne tardera pas à être modifié dans sa nutrition, dans son développement; il s'atrophiera en quelque sorte, et le résultat pathologique de cette condition organique sera une impressionnabilité excessive qui, au premier contact d'une lumière vive, produit tous les phénomènes de la sur-excitation.

Que la fonction visuelle soit, au contraire, trop peu ménagée, qu'elle s'exerce dans des conditions défavorables, sur des objets

<hr>

(1) Telles sont les hallucinations du toucher des incubes, des succubes, etc.

(2) *Voyez* les propositions de la 1ʳᵉ section, 1ʳᵉ partie.

placés à de très-grandes distances, sur des molécules extrêmement ténues, avec une lumière trop intense ou trop faible, nous
avons à redouter, non-seulement les symptômes de sur-excitation
visuelle, mais encore des symptômes de sur-excitation cérébrale,
grâce à l'étroite sympathie qui meut les appareils sensoriaux et
l'appareil logique. C'est ainsi que les vertiges, les éblouissemens,
la berlue, sont fréquemment accompagnés, précédés ou suivis de
céphalalgie. Les formes de la sur-excitation visuelle qui peuvent
être déterminées par l'excès d'activité de cette fonction sensoriale
sont assez nombreuses, plus nombreuses que celles qui résultent
de la cause opposée. Telles sont la berlue, la diplopie, l'héméralopie, la nyctalopie et l'amaurose elle-même.

La berlue (*suffusio*) est une véritable hallucination sensoriale, car elle simule, dit Pinel, un objet présent sans qu'on ait
reçu aucune impression d'un corps étranger sur l'organe. Cette
erreur d'optique est fréquemment due à une affection cérébrale :
elle prend alors le nom de vision, d'hallucination de l'esprit, mais
elle peut aussi dépendre uniquement de l'appareil visuel. C'est
celle qui se présente dans ce cas qui doit seule nous occuper ici.
Le plus souvent, ce sont des *mouches* qui semblent voltiger devant les yeux, à une certaine distance, ces mouches occupant
dans certaines circonstances une position déterminée, qu'elles ne
franchissent pas; dans d'autres, elles parcourent un espace circu-
laire plus ou moins étendu. Telle est encore l'erreur d'optique
qui fait voir des étincelles se disséminant dans l'espace, s'effaçant
et brillant alternativement. Dans d'autres cas de berlue, ce sont
des ombres qui apparaissent sous forme de réseaux, de tissus extrêmement délicats, semblables à des toiles d'araignées (*suffusio
reticularis*). Les hallucinations sensoriales ont été souvent l'effet
d'une trop grande intensité fonctionnelle de la vision, dans les
travaux de l'esprit comme dans les travaux manuels. L'absence
du sommeil, les veilles prolongées ajoutent leur influence à celle
qui est exercée par cette intensité fonctionnelle et contribuent à
produire les mêmes affections. Il n'est personne qui n'ait pu re-

marquer la berlue presque épidémique dans les colléges, aux approches de l'époque où se donnent les examens. La lecture de livres imprimés en très-petits caractères est très-propre à produire la berlue. Les travaux manuels délicats, exécutés habituellement sur des objets très-fortement colorés ou tout-à-fait noirs, sont aussi très-propres à l'occasioner. Nous ne parlerons point de la part d'action qui, dans plusieurs cas de berlue, appartient à la sur-excitation cérébrale dépendant de la mauvaise direction des exercices intellectuels.

La diplopie est une erreur d'optique, qui consiste à voir comme double ou multiple un objet qui est simple. Les mêmes causes éducatrices que nous venons de signaler comme capables de produire la berlue, peuvent produire la diplopie. Ces deux hallucinations sont, dans ce cas, l'effet d'une sur-excitation des organes nerveux de l'appareil visuel.

La nyctalopie dite nerveuse est l'effet surtout d'une grande sur-excitabilité de la rétine, occasionée par un long séjour dans une habitation obscure ou par l'abus d'une trop vive lumière.

L'héméralopie a lieu quelquefois par suite de l'épuisement lent et graduel qui caractérise la vieillesse. Il a lieu quelquefois aussi par suite d'un trop grand resserrement et de l'immobilité des pupilles, dépendant de diverses causes. Dans ces cas, l'influence éducatrice a été nulle; mais il en est dont elle peut être regardée comme responsable. Nous en avons vu nous-même un exemple remarquable, dans un jeune homme dont l'impressionnabilité visuelle s'est affaiblie par l'étude, au point de rendre toute lecture impossible sans une vive lumière. C'est qu'alors il y a épuisement rapide et anormal de la névrosité, par suite de la sur-excitation des organes nerveux de l'appareil visuel; c'est qu'alors il y a une condition morbide, qui est déjà un acheminement à l'amaurose.

Or, on sait que l'amaurose reconnaît parmi les causes qui la font naître, les veilles opiniâtres, les études poursuivies sans relâche, l'impression continue d'une lumière trop vive.

C. *De l'appareil auditif.* — Les phénomènes de sur-excitation auditive, comme ceux de sur-excitation visuelle, peuvent résulter de deux causes opposées ; et ces deux causes sont placées également sous l'empire de l'éducation. Ce sont, d'un côté, l'inactivité de la fonction, et de l'autre, un exercice trop violent, trop intense ou trop prolongé.

Le tintouin et ses diverses variétés consistent dans une hallucination auditive, qui fait entendre certains bruits qui n'ont pas lieu. Ces bruits sont de violentes percussions, des tintemens, des murmures, des sifflemens. Cette forme de la sur-excitation de l'organe nerveux de l'appareil auditif ne doit nous occuper qu'autant qu'elle est étrangère à toute affection cérébrale aiguë ou chronique, à toutes les hallucinations intellectuelles. Nous ne devons nous en occuper que pour les cas où elle est exclusivement sensoriale et où elle reconnaît quelques erreurs d'éducation physique parmi les causes qui la produisent. Ces erreurs tiennent alors à la manière dont le développement fonctionnel de l'appareil auditif est dirigé. On a signalé parmi les causes du tintouin l'épuisement et la pléthore, ces deux causes opposées qui correspondent à celles que nous avons si souvent signalées dans nos recherches pathogéniques sur la sur-excitation du système nerveux. Or ces deux causes, considérées dans leurs rapports avec l'exercice fonctionnel de l'audition, se reproduisent nécessairement : la première, lorsqu'il y a défaut de circulation locale et partant atrophie nerveuse par suite d'inactivité prolongée ; la seconde lorsqu'un surcroît d'activité entraîne une hypérémie locale. Les sons bruyans habituellement répétés, comme l'inaction prolongée de toute impression sonore, sont propres à donner naissance au tintouin et à la paracousie, à la dysécie et à la surdité, dont la dysécie est déjà un symptôme menaçant, de même que l'héméralopie est un symptôme menaçant de l'amaurose.

De même que la sur-excitation de l'appareil visuel, donne lieu à des vertiges, la sur-excitation de l'appareil auditif peut s'irradier au cerveau et s'y manifester par de la céphalalgie ;

quelquefois des symptômes plus graves, y prennent naissance sous l'influence d'impressions sonores trop violentes et trop prolongées.

En général, les personnes qui, dans leurs études musicales, exercent leur appareil auditif de manière à apprécier toutes les plus légères différences qui existent entre les tons, ne se distinguent pas seulement par une grande impressionnabilité auditive, mais encore par une remarquable impressionnabilité générale, tant est grande la sympathie qui unit le nerf acoustique aux diverses parties du système nerveux. Sous ce rapport, l'exercice de la vision, dans les travaux du peintre, donne lieu à des phénomènes sympathiques beaucoup moins étendus. Il ne faut pas toutefois, dans ces considérations, perdre de vue la part très-grande d'influence qui appartient à l'activité intellectuelle désignée sous le nom d'imagination, et dont nous ne devons pas nous occuper dans ce chapitre. Il est inutile de revenir, à cet égard, sur ce que nous avons dit ailleurs de l'action de la musique, sur la production des phénomènes affectifs du système nerveux. Cette action est d'ailleurs un moyen auxiliaire de l'éducation morale, et n'a aucun rapport avec l'exercice des appareils sensoriaux ; elle ne pouvait trouver sa place dans ce paragraphe.

D. *De l'appareil olfactif.* — L'appareil olfactif, comme tous les appareils sensoriaux, est sujet à des hallucinations très-nombreuses. La plupart de ces hallucinations appartiennent à des erreurs de jugement, à des troubles intellectuels, à des faits d'aliénation mentale ; elles ne doivent pas nous occuper dans ce chapitre. Il en est qui dépendent de la sur-excitation de l'appareil lui-même ; mais nous devons reconnaître que celles-ci sont extrêmement rares. Ce sont des impressions olfactives trop vives ou trop fréquemment renouvelées, qui donnent quelquefois lieu à ces hallucinations sensoriales ; elles occasionent, dans d'autres cas, l'affaiblissement et l'anéantissement de l'olfaction. A ces inconvéniens d'une mauvaise direction des exercices olfactifs, se réunissent ceux qui résultent de l'irradiation sympathique de certaines impressions olfactives produites par des émanations plus ou moins agréables, plus ou moins désagréables. On sait que la céphalalgie, le vomissement, la syncope, l'invasion hystérique peuvent avoir lieu sous l'influence des parfums les plus délicieux, des fleurs et des essences les plus recherchées, comme sous l'influence des odeurs les plus désagréables.

E. *De l'appareil gustatif.* — Cet appareil est sujet à des hallucinations analogues à celles qui se manifestent dans les appareils dont nous venons de parler. La cause des hallucinations du goût est presque toujours indépendante de la sur-excitation partielle de l'appareil qui est le siége de ce sens. Elles sont dues à des troubles cérébraux dans l'aliénation mentale, dans l'hystérie, dans l'hypochondrie, etc.

L'exercice du goût étant intimement lié à la déglutition et à la digestion, ne saurait être porté, excepté dans des cas fort rares, au-delà de certaines limites. Il se trouve par là dans l'impossibilité de donner lieu aux inconvéniens qui résultent pour les autres sens, d'un surcroît d'intensité et d'activité fonctionnelles. Il ne produit, sous ce rapport, d'autre résultat que ce que l'on appelle un *palais blasé*, c'est-à-dire un organisme sensorial disposé de manière à permettre à l'esprit, lorsqu'il n'a pas complétement perdu l'impressionnabilité gustative, de discerner les saveurs les plus délicates, mais incapable d'en être agréablement impressionné. Toutefois, l'abus des substances alcooliques, épicées, âcres, etc., finit par affaiblir et anéantir le goût, comme les bruits violens et habituels affaiblissent et détruisent l'ouïe, comme l'exès et l'intensité des rayons lumineux affaiblissent et anéantissent la vue, comme les odeurs fortes et habituelles affaiblissent et anéantissent l'odorat, comme des coups violens, des applications douloureuses et une température trop basse ou trop élevée parviennent à affaiblir et anéantir, momentanément au moins, le sens du toucher.

F. *De l'impressionnabilité générale.* — Quelques mots sur l'impressionnabilité générale. Les sollicitudes exagérées de la tendresse maternelle ont souvent pour résultat, en questionnant sans

cesse les enfans sur leur santé, d'appeler leur attention sur les opérations de leur organisme, ou en d'autres termes de les habituer
à se *tâter* à chaque instant et sans nécessité. Nous croyons que les
parens, par cette conduite, ouvrent la voie à des phénomènes morbides prétendus imaginaires et pourtant réels, qu'il importe au
contraire de prévenir. N'est-ce pas en quelque sorte aller au-
devant de l'hypochondrie ? N'est-ce pas préparer le règne de ces
troubles nombreux et protéiformes de l'impressionnabilité et de
l'innervation qui précèdent cette maladie, qui précèdent l'hystérie, et qui attessent souvent une pusillanimité dont l'éducation
seule est coupable ?

§ II. Des exercices de l'appareil logique ou intellectuel.

Les exercices intellectuels considérés dans leur rapport avec le
développement fonctionnel de l'appareil logique ou psycho-cé-
rébral, sont des moyens qui appartiennent à l'éducation physique. Il a fallu toute la confusion qui règne dans les idées et dans
le langage, pour que l'on mît au nombre des causes *morales* de
la sur-excitation cérébrale, celles qui consistent dans des études
prolongées et excessives ; des méditations profondes et habituelles. Évidemment, si l'éducation en est solidaire, c'est certainement cette partie de l'éducation qui a pour objet le développement normal de toutes les différentes parties de l'organisme.
Toutefois, nous devons le rappeler ici, s'il est un appareil sur le
développement duquel l'éducation morale exerce une influence
considérable, c'est certainement l'appareil encéphalique ; c'est
ce qui nous a fait regarder l'enseignement d'un but d'activité et
les moyens auxiliaires de cet enseignement comme exerçant sur
le système nerveux une action tellement considérable qu'ils
doivent figurer au premier rang des moyens de l'éducation organique. Mais il importe, avant tout, que nous évitions la confusion que nous reprochons aux autres. Les exercices intellectuels, comme tous les exercices, si on les considère dans leur

but, appartiennent incontestablement à l'éducation physique. Ils appartiennent à l'éducation physique, non-seulement parce qu'ils ont pour but le développement fonctionnel d'un appareil organique, indépendamment de toute pensée de moralité, mais encore parce que, comme tous les autres exercices, ils sont des moyens de nutrition et de déperdition partielles ou spéciales, parce qu'ils consistent, en dernière analyse, dans le renouvellement des excitations les plus propres à accroître l'énergie et l'étendue des opérations du plus important des appareils nerveux.

Nous avons dit ailleurs quels sont les agens qui jouent le rôle d'excitans fonctionnels dans l'exercice de l'entendement. De même que les couleurs, les sons, les particules odorantes, les substances sapides, la résistance et la température des corps sont les excitans des appareils sensoriaux, de même les signes spirituels, parlés ou figurés du langage, sont les excitans prédestinés de l'appareil dont nous nous occupons. Aussi, l'exercice de cet appareil est-il en rapport direct avec le nombre, la valeur, la combinaison plus ou moins compliquée des signes à l'aide desquels l'esprit reçoit les idées et les matérialise en quelque sorte dans la substance cérébrale. Pour que l'enfant sente et rappelle volontairement ses sensations, il faut que ses sensations soient nommées; s'il ne les nomme pas, dans son esprit au moins, ces sensations ne lui appartiennent point, il ne peut plus se les rappeler; il ne peut plus en disposer pour établir un raisonnement, pour avoir une notion, pour s'élever à une conception. On pourra dire de lui, ce que nous disons des animaux, qu'il a été impressionné, sans doute, mais qu'il n'a pas senti; que le renouvellement de l'impression pourra avoir lieu à la suite d'un excitation extérieure ou d'un fait de circulation névro-artérielle, indépendant de la volonté, mais qu'il sera impuissant à le produire spontanément, comme cela arrive à l'homme, par cela seul que son esprit dispose des signes. Comme nous l'avons rappelé ailleurs, la pensée est *une parole interne*; quelle pensée, ou mieux quelle notion, quelle idée, quel raisonnement pourraient être produits sans l'intervention de la parole, cet excitant prédestiné de l'appareil logique? Autant vaudrait dire que l'appareil visuel peut exercer ses fonctions sans les couleurs, l'appareil auditif sans les sons, etc.

Arrêtons-nous, ne nous étendons pas davantage sur ces considérations qui ont trouvé leur place dans une autre partie de ce mémoire. Nous ne faisons que les rappeler, afin de faire concevoir comment le renouvellement trop fréquent, l'intensité et l'étendue trop considérables des excitations intellectuelles sont propres à donner naissance à diverses formes de la sur-excitation du système nerveux. Les travaux dits de l'esprit sont dans ce cas, parce qu'ils consistent dans l'emploi et en quelque sorte dans le difficile maniement (qu'on nous pardonne cette expression) de signes extrêmement nombreux, excessivement compliqués, combinés de mille manières; se rapportant à dès êtres innombrables et divers, la plupart abstraits. Or, chacun de ces signes ne peut être nommé dans le travail de la pensée sans produire dans une fibre cérébrale, un phénomène correspondant d'excitation analogue à celui que chaque nuance colorée produit dans celles de l'appareil optique. Que l'on s'étonne après cela du développement cérébral de l'homme, que l'on s'étonne après cela de l'étendue et de l'importance des relations sympathiques qui existent entre son cerveau et les diverses fonctions de son organisme! Que l'on s'étonne, après cela, qu'il existe chez l'homme tant d'affections nerveuses, mentales, convulsives ou inflammatoires, inséparables de tant de moyens d'excitations spirituelles, trop souvent mal dirigées, et qui, sur la terre, sont les élémens de notre grandeur et de notre misère.

Tous les travaux de l'esprit ne sont pas propres au même degré à produire la sur-excitation du système nerveux. Il en est qui, sous ce rapport, toutes choses égales d'ailleurs, sont plus féconds que d'autres en résultats pathologiques. Ce fait, si important en matière d'éducation physique, réclame quelque attention.

Les exercices de l'entendement varient en étendue et en profondeur ; ils produisent des faits de sur-excitation cérébrale qui diffèrent d'intensité en raison du sujet dont on s'occupe, du but qu'on se propose, et des émotions qui les accompagnent et les suivent. Comme il est indispensable de recourir à une méthode rigoureuse, pour résumer avec clarté et concision les détails nombreux dans lesquels cette donnée générale de l'observation nous commanderait d'entrer, nous les exprimerons à l'aide de cinq propositions fondamentales.

1° La sur-excitation cérébrale est d'autant plus aisée à produire, d'autant plus à craindre, que la volonté intervient avec plus de répugnance ou d'indocilité dans la direction de l'effort intellectuel, ou, en d'autres termes, que l'attention et l'application sont plus difficiles et plus pénibles.

2° La sur-excitation cérébrale est d'autant plus à craindre que le travail intellectuel auquel on se livre a pour but une coordination de faits plus nombreux et plus abstraits, ou une découverte d'un ordre plus général, plus élevé (1).

3° La sur-excitation cérébrale est d'autant plus à craindre et étend d'autant plus loin ses influences sympathiques, que ce travail réclame et met en jeu un plus grand nombre de phénomènes affectifs, un plus grand nombre d'émotions et de sentimens (2).

4° La sur-excitation cérébrale est d'autant plus à craindre que le travail intellectuel a pour but un résultat plus vivement désiré, et

(1) Il faut comparer la science à un arbre chargé de fruits, placés à des distances inégales de l'homme qui veut les cueillir. Le plus grand nombre atteint ceux qui pendent aux branches inférieures, très-peu atteignent ceux qui pendent aux branches supérieures. Ceux-là se perdent en efforts inutiles s'ils ne se contentent pas de ce qui va le mieux à leur taille. Plus les faits à coordonner sont nombreux et généraux, plus l'aptitude cérébrale doit être grande.

(2) Tels sont les travaux des artistes, des poëtes. L'amour-propre, si ordinaire chez eux, complique leurs efforts intellectuels de troubles affectifs souvent très-graves. Nourrit et Gros, célèbres l'un et l'autre, y ont succombé.

que ce résultat doit être obtenu à une époque plus rapprochée (1).

5° La sur-excitation cérébrale est d'autant plus à craindre que l'âge est moins avancé, et que l'appareil encéphalique, moins exercé, est plus sur-excitable.

§. III. De l'influence exercée par la mauvaise direction des exercices affectifs.

Quoique les exercices affectifs soient particulièrement dépendant de l'éducation morale, ils doivent néanmoins, dans certaines circonstances, être regardés comme placés dans le domaine de l'éducation physique. C'est l'éducation physique que nous devons accuser lorsque ces exercices sont mal-dirigés ; lorsque par de fatales négligences, les parens ou les instituteurs ont ouvert une libre carrière aux émotions dangereuses qu'ils pouvaient prévoir et qu'ils devaient prévenir.

Les phénomènes affectifs, considérés dans leurs effets, se divisent en émotions gaies ou expansives, et en émotions tristes ou oppressives. L'éducation physique, dans toutes les circonstances où la morale ne s'y oppose point, doit favoriser celles-là, et modérer, dissiper celles-ci. C'est là un précepte à la fois hygiénique et thérapeutique. Faire prévaloir les émotions tristes, dans l'enfance et l'adolescence, c'est commettre une grave erreur. On sait

(1) Nous avons été consulté récemment par un jeune homme âgé de vingt ans environ, du département de l'Aisne, qui nous fournit un exemple frappant des tristes effets des travaux intellectuels excessifs, accompagnés d'une émotion oppressive. Jusqu'au mois de décembre 1838, ce jeune homme avait joui d'une très-bonne santé et vivait très-heureux dans sa famille, dont les membres sont sains, laborieux et honnêtes. A cette époque il se préparait à un examen au succès duquel il attachait une grande importance, car ce succès lui ouvrait une carrière vivement ambitionnée. Il s'agissait d'être admis à exercer l'honorable profession d'instituteur primaire. Rien n'égalait, d'après ce qui nous a été dit par ses parens et par lui-même, l'anxiété à laquelle il était en proie dans ses veilles. Cette anxiété alla si loin que le malheureux candidat, avant que l'heure de l'épreuve eût sonné pour lui, fût atteint d'accès épileptiques qui se renouvelèrent très-souvent et qui maintenant ont lieu jusqu'à trois ou quatre fois par jour. Depuis deux ans, cette grave affection n'a cessé de faire des progrès, et malgré tous les soins éclairés dont ce malade a été l'objet dans sa province, déjà nous apercevons les signes précurseurs de la démence.

tous les inconvéniens auxquels a donné lieu l'usage, encore en honneur dans certaines contrées de l'Europe, d'enfermer de jeunes personnes dans les cloîtres et de les y retenir malgré elles, privées des douces joies de la famille, sans avoir égard à leur vocation, à leur santé, à leur constitution. La solitude à laquelle on condamne ces infortunées, aggrave les maux qui résultent de la privation de la liberté, et des émotions tristes dont une surveillance souvent hostile est la source. La vie solitaire, dans l'enfance et dans la jeunesse, est nuisible au développement fonctionnel de l'organisme de l'homme; elle doit être condamnée comme l'une des plus grandes fautes dont l'éducation physique puisse se rendre coupable. Tous les auteurs s'accordent à la signaler comme une des causes de la mélancolie et de plusieurs autres affections nerveuses. Combien de fois n'a-t-on pas à déplorer les conséquences de cet état de crainte, de terreur, dans lequel on entretient quelquefois de jeunes élèves, qui ne peuvent soutenir le regard de leurs maîtres sans un secret effroi?

C'est ici qu'il convient de signaler les inconvéniens d'une éducation trop molle, lorsque loin de préparer les jeunes gens par de prudens essais, aux émotions plus ou moins vives auxquelles l'homme est nécessairement exposé dans le cours de sa vie, on les isole de toute impression affective, lorsqu'on les laisse dans l'ignorance complète des événemens qui tôt ou tard viendront les surprendre. Une personne, en présence d'un événement inattendu, est vivement impressionnée, elle se trouve mal, de graves accidens surviennent, une maladie nerveuse se déclare qui, avec une éducation plus prévoyante, n'aurait peut-être jamais eu lieu.

Il est des enfans dont on satisfait tous les caprices, toutes les fantaisies. C'est encore un excès qu'il faut savoir éviter; car les plus légères contrariétés, comme il en est tant dans le cours de la vie, donneront lieu à de graves accidens. La crainte de causer aux enfans des émotions tristes, ne doit pas aller jusqu'à s'abstenir de les familiariser de bonne heure à la lutte que tout homme doit soutenir contre la paresse et la rêverie, contre la manie du déplacement et des voyages, contre l'irrégularité dans les habitudes, car ce sont autant de circonstances qui figurent parmi les causes de l'aliénation mentale et des affections nerveuses les plus opiniâtres. Négliger de donner aux enfans une volonté ferme, une logique rigoureuse, c'est les exposer à subir le joug de toutes les influences qui peuvent les assaillir dans le cours de leur existence. Nous signalerons, en parlant de l'influence des exemples sur la production de la sur-excitation du système nerveux, les déplorables effets de la vue ou du récit de certaines maladies que l'imitation et des récits exagérés ont rendues épidémiques.

Il est des impressions affectives qui exercent sur l'enfance une influence profonde et durable. Tout ce qui peut dans la suite rappeler ces impressions, est une occasion de graves accidens. M. Esquirol rapporte l'histoire d'une jeune fille de huit ans, qui avait résolu de tuer sa belle-mère. Qu'on lise le curieux entretien qu'il a eu avec cet enfant. Calme et complétement dominée par la monomanie homicide, elle ne haïssait point celle qu'elle voulait tuer. La présence de cette femme suffisait pour lui inspirer cet affreux désir. M. Esquirol apprit que des paroles haineuses avaient été prononcées en sa présence par les parens de son père contre la personne qui devait être sa belle-mère. L'enfant n'avait alors que deux ans. L'impression fut produite, et plus tard, ignorant sa haine, elle obéissait à une obscure impression. M. Esquirol termine cette observation en appelant l'attention des parens sur l'importance et la gravité que peuvent avoir leurs discours et leurs actes, en présence des plus petits enfans (1).

§IV. De l'influence exercée par la mauvaise direction des exercices musculaires.

Les exercices musculaires diffèrent dans un de leurs résultats, des exercices sensoriaux, intellectuels et affectifs. Lorsqu'ils sont excessifs, ils ne produisent pas d'une manière aussi directe la sur-

____

(1) *Des maladies mentales*, Paris, 1838, tom II, pag. 115. — *Annales d'hygiène*, tom. VII, pag. 175.

excitation du système nerveux. Celle-ci est moins à craindre à la suite des excès qu'à la suite de la privation des exercices musculaires. Toutefois ces excès, lorsqu'ils ne sont pas soutenus pas des émotions gaies, lorsqu'ils sont accompagnés d'impressions tristes, accroissent d'une manière déplorable l'épuisement que ces impressions occasionent. C'est ce qui arrive lorsque de grandes marches sont commandées à des soldats que l'espérance et le courage ont abandonnés. Que si pour soutenir les efforts musculaires et pour ranimer les forces morales et physiques, on recourt aux boissons stimulantes, ainsi que cela a lieu trop souvent, le danger de la sur-excitation s'accroît et de graves accidens ont lieu.

Considérés indépendamment de ces circonstances particulières, les excès de la locomotion donnent en général naissance à des maladies dont nous n'avons pas à nous occuper ici. Telles sont les affections rhumatismales, l'inflammation des membranes séreuses articulaires, les ulcères variqueux , etc. L'accroissement de circulation, d'absorption et de déperdition que provoquent ces exercices semblent porter plus particulièrement sur les élémens plastiques du sang que sur le principe approprié à la production de la névrosité. C'est surtout sur la fibrine du sang que l'action des exercices violens paraît se faire particulièrement sentir (1). Il y a d'ailleurs dans ces exercices, un accroissement de circulation générale, qu'il ne faut pas confondre avec l'accroissement de circulation partielle qui a lieu dans les opérations intellectuelles et sensoriales et dans les phénomènes affectifs. Toute analogie, à cet égard, disparaît devant la différence des résultats (2).

---

(1) Suivant M. Dupuy, le sang pris sur des chevaux que l'on fait courir à dessein pendant quelque temps , contient beaucoup moins de fibrine après la course achevée qu'il n'en contenait auparavant.

(2) M. Nick, dans un mémoire couronné par la Faculté de médecine de Tubingen, a examiné les conditions qui font changer la fréquence du pouls dans l'état de santé. Ce travail eût pu être utile si , au lieu de prétendre déterminer avec une incroyable précision le nombre de pulsations occasionées par chaque genre d'émotions et par chaque genre d'exercices , il eût étudié les rapports de cette fréquence avec

Un des dangers des exercices de la locomotion, lorsqu'ils ne sont pas surveillés, consiste chez les enfans, dans les chutes sur la tête, dans l'insolation, etc. La natation et l'escarpolette ont souvent donné lieu à de semblables accidens et aux affections cérébrales qui en résultent. La danse trouve dans les circonstances du bal, des sources de sur-excitation auxquelles l'exercice est souvent étranger. Nous en parlerons ailleurs.

S'il s'agissait de déterminer la part d'action qui appartient à l'inaction musculaire dans l'étiologie de la sur-excitation du système nerveux, nous verrions que cette part est beaucoup plus grande que celle qui appartient aux exercices excessifs. Nous exprimerons, sous forme de propositions, les données que l'observation nous fournit à ce sujet.

1° La sur-excitation du système nerveux est d'autant plus à craindre que l'activité musculaire est moindre (1).

2° La sur-excitation du système nerveux est d'autant plus à craindre, que les personnes livrées à l'inaction des exercices de la locomotion sont douées d'une constitution plus sur-excitable, plus faible, ou, comme on le dit, plus nerveuse.

3° La sur-excitation du système nerveux est d'autant plus à

les phénomènes généraux de l'organisme. Au lieu de cela, il s'est borné à constater que l'application, l'étude, la colère, produisaient une accélération du pouls de 4 à 6 pulsations par minute ; que la marche au pas en donne une de 8 à 10, l'équitation au pas de 10 à 15 ; au trot, de 40 à 45*. Ces faits n'ont aucune valeur, non-seulement parce qu'ils diffèrent, ainsi que le fait remarquer M. Londe, avec les différentes constitutions, avec les différentes heures de la journée, mais encore parce qu'il n'en saurait rien résulter comme induction physiologique. Quant à nous, si nous tenions compte de l'exactitude de l'observation, nous y verrions une preuve de ce que nous avons avancé touchant la nature de la déperdition qui a lieu dans les exercices violens. Si une course qui élève le pouls à 45 pulsations au-delà de l'état de repos sans qu'il en résulte un épuisement aussi considérable que celui qui a lieu dans un accès de colère, qui n'élève le pouls qu'à six pulsations, nous devons reconnaître que la déperdition, dans ce dernier cas, est beaucoup plus précieuse que dans le premier.

(1) Esquirol, *Des maladies mentales*, tableau n° 5, tom. I, pag. 45.

* *Archives générales de médecine*, mai 1831. — Ch. Londe, *Nouveaux élémens d'hygiène*, Paris, 1838, tom. II, pag. 22.

craindre, que les personnes qui se refusent un exercice suffisant de la locomotion, se livrent davantage aux travaux intellectuels.

4° La sur-excitation du système nerveux est d'autant plus à craindre, que l'individu livré à la vie sédentaire est en proie à des préoccupations affectives plus tristes, et recherche davantage la solitude.

5° La sur-excitation du système nerveux est d'autant plus à craindre, que les personnes livrées à l'inaction musculaire, dépourvues de tout but d'activité, de toute règle de conduite, mènent une vie plus oisive, dans laquelle la rêverie tient lieu d'occupation, dans laquelle surtout une imagination sans frein trouve une libre carrière et s'épuise en stériles émotions.

6° La sur-excitation du système nerveux est d'autant plus à craindre, que la vie sédentaire succède à une vie plus active, et qu'elle y succède d'une manière plus subite.

7° Enfin, la sur-excitation du système nerveux est d'autant plus à craindre, que les lieux habités par les personnes qui se refusent tout exercice du corps leur permettent de respirer un air moins pur, ou que les alimens dont ils font usage sont moins digestibles ou plus stimulans.

§ V. De l'influence exercée par la mauvaise direction de la veille et du sommeil.

Le sommeil est surtout destiné à procurer au système nerveux l'intermittence de repos nécessaire à l'exercice des fonctions sensoriales, intellectuelles, affectives et musculaires.

Déterminons d'abord l'influence des veilles excessives ou de la privation du sommeil sur la production des affections nerveuses. Nous déterminerons ensuite celle qu'exerce le sommeil trop prolongé. Nous aurons recours, dans cette détermination, à la méthode d'exposition rapide et rigoureuse que nous avons suivie dans les paragraphes précédens. Nous nous bornerons à énoncer sous forme de propositions les données générales de l'observation, sans nous arrêter à rappeler des faits suffisamment connus.

A. *Des veilles excessives.* — 1° La sur-excitation du système nerveux est d'autant plus à craindre, que les personnes qui se livrent à des veilles excessives ont une constitution plus sur-excitable, quelle que soit la cause de cette sur-excitabilité.

2° La sur-excitation du système nerveux est d'autant plus à craindre, que les veilles excessives sont consacrées : 1° à des exercices musculaires plus violens ; 2° à des travaux intellectuels plus difficiles, et dont le résultat est plus impatiemment désiré ; 3° à des travaux qui mettent en jeu un plus grand nombre d'émotions, et qui réclament davantage le concours de l'imagination ; 4° à des préoccupations affectives ou à des souffrances physiques plus douloureuses, et aux excès du libertinage ou de la débauche.

3° La sur-excitation du système nerveux est d'autant plus à craindre, que les personnes qui se livrent à des veilles excessives, sont condamnées à respirer un air moins pur et à se nourrir d'alimens moins sains.

B. *Du sommeil trop prolongé.* — Les habitudes qui entretiennent la *mollesse*, si elles ne produisent pas immédiatement la sur-excitation du système nerveux, engendrent néanmoins cet état constitutionnel que nous avons caractérisé ailleurs, et que nous avons désigné sous le nom de sur-excitabilité. Ainsi, la soustraction de la peau au contact de l'air, l'influence d'une température uniforme, habituellement élevée, le *moëlleux* des matelats, des oreillers, des édredons, sont autant de causes qui accroissent la sur-excitabilité de la peau, en même temps qu'elles nuisent à la respiration et à la nutrition générales. L'obscurité des appartemens, le silence, l'absence des rayons solaires, qui sont nécessaires non-seulement au développement normal de l'appareil visuel, mais encore à celui de l'organisme nerveux en général, tendent à rendre cet appareil très-surexcitable. L'inaction de l'appareil cérébral, qui résulte d'un sommeil habituellement trop prolongé, ne produit pas seulement la torpeur intellectuelle ; à l'instant où l'individu devenu incapable de se livrer volontairement à des travaux d'esprit, est vivement sollicité par une circonstance impérieuse à s'y livrer dans un intérêt pressant , pour obéir à une nécessité à laquelle il ne peut se soustraire , son cerveau manifestera la sur-excitabilité que l'inaction intellectuelle lui aura acquise. Aux premiers efforts, il devra s'arrêter ; s'il persiste, tous les symptômes de la sur-excitation cérébrale viendront l'accabler, et cette sur-excitation sera d'autant plus vive, que les exercices musculaires auxquels il n'a jamais eu recours lui seront plus difficiles.

En parlant des phénomènes de sur-excitabilité qui résultent d'un sommeil trop prolongé, nous devons mentionner l'influence que doit exercer sur la production de ces phénomènes l'usage trop général, dans les grandes villes, à Paris surtout, de dormir pendant les plus belles heures de la journée pour se reposer des fatigues occasionées par les veilles. Il résulte de cet usage, qu'en voulant intervertir l'ordre fixé par la nature, on cherche, dans une transgression nouvelle des règles de l'hygiène, un repos factice qui ne répare que très-imparfaitement les forces épuisées. L'excellent moyen de prévenir les effets des nuits passées en excitations multipliées, dans des appartemens où l'air est vicié par une trop grande chaleur, par des émanations de tout genre, produites par les lampes et les bougies, par les essences, par la perspiration cutanée et pulmonaire d'une foule de personnes! L'excellent moyen de prévenir les effets de tant de circonstances nuisibles, que de se soustraire pendant le jour à la bienfaisante influence de la lumière et de l'atmosphère !

Les propositions qui suivent serviront à résumer tout ce que nous pourrions dire à ce sujet.

1° La sur-excitation du système nerveux est d'autant plus à craindre, qu'un sommeil excessif est accompagné d'un plus grand nombre de circonstances qui favorisent la mollesse.

2° La sur-excitation du système nerveux est d'autant plus à craindre, que le sommeil habituellement trop prolongé est associé à une alimentation plus succulente, à des exercices musculaires moins énergiques·, à une atmosphère moins pure, à des travaux d'esprit moins fréquens, etc.

CHAPITRE III.

De l'influence exercée par les mauvais enseignemens sur la production de la sur-exci-
tation du système nerveux et des maladies qui sont un effet consécutif de cette sur-
excitation.

L'éducation morale, en dirigeant les idées et les sentimens des hommes, exerce sur la production des phénomènes d'impressionnabilité et d'innervation, une influence dont nous avons à déterminer le caractère étiologique. L'appréciation des faits observés va nous démontrer que l'éducation morale concourt à la production de la sur-excitation du système nerveux et des maladies qui en sont un effet consécutif : 1° par la négligence d'un but d'activité sérieux et honorable; 2° par l'enseignement d'un but d'activité matérialiste ; 3° par l'enseignement d'un but d'activité mystique ; 4° par les enseignemens contradictoires.

§ I. De l'influence exercée par la négligence d'un but d'activité honorable et sérieux.

L'homme est destiné à agir, à agir avec moralité et intelligence. Tout autour de lui, ou en lui, son esprit et son organisme, le milieu social et le milieu physique dans lequel il vit, le convient à l'action. Mille causes le sollicitent sans relâche à se manifester par des actes. L'oisiveté n'est pas seulement une chose blâmable, elle est encore une véritable souffrance. Il est des personnes aux pieds desquelles la société étale avec complaisance tous les mobiles et tous les moyens d'action, tous les enseignemens et tous les encouragemens qui peuvent donner à leur activité un but honorable et salutaire, et que l'éducation qu'ils ont reçue livre sans pitié à toutes les agitations, à tous les ennuis, à toutes les vicissitudes de l'oisiveté. Les hommes auxquels ce sort est réservé par de coupables négligences ne peuvent échapper aux tourmens qui en résultent, qu'en abandonnant aux circonstances ou à leurs penchans, le soin de faire naître un but d'activité qui est presque toujours une satisfaction frivole ou dangereuse. Il leur arrive alors d'échapper aux souffrances de l'oisiveté pour tomber dans l'abîme des passions où s'engloutissent à la fois la fortune, la santé, l'honneur et la raison. C'est ainsi qu'un grand nombre d'entre les troubles de l'impressionnabilité et de l'innervation que les praticiens attribuent à l'influence funeste des passions, accusent au-delà de ces passions, dans les négligences de l'éducation, une cause plus éloignée et plus profondément cachée.

« Le besoin de se déplacer, la manie des voyages, dit M. Esquirol, le mal-être qu'éprouvent quelques individus lorsqu'ils sont sans occupations, le défaut d'habitudes, en laissant le cœur et l'esprit dans un vague au milieu duquel l'homme roule sans pouvoir se satisfaire, prédisposent à l'aliénation mentale (1). »

Voyez en effet cette femme du monde à laqu'elle tout paraît sourire autour d'elle, comme elle s'agite, comme elle s'inquiète ! Ce sont des allées et des venues, des déterminations sans résultats qui se croisent ou se succèdent sans relâche. Ce sont des projets qui varient toutes les heures et qui échouent trop souvent. Elle cherche à se fuir et elle se trouve toujours en présence d'elle-même. Elle est en proie à des inquiétudes graves à propos d'un malaise léger, à des ennuis qu'elle cherche en vain à dissiper en recourant à la peinture, à la musique, à la lecture. Elle est en proie à des moùvemens d'impatience, à des explosions de mauvaise humeur qui portent quelquefois le trouble et l'effroi. Voilà pour les manifestations extérieures. Ajoutons à ces manifestations le délire secret d'une imagination qui ne trouve rien dans le monde réel, dans les circonstances dont elle peut disposer, qui réponde à ses vagues et insaisissables sentimens, rien qui puisse satisfaire ses désirs impuissans et contradictoires. Alors aux prises avec le monde extérieur qui la brise par son impitoyable réalité,

____

(1) Esquirol, *Des maladies mentales*, tom. I, pag. 46.

cette femme qui avait convoité, dans ses rêves l'empire de la beauté et l'éclat d'une brillante jeunesse, se livre à toutes les angoisses d'un véritable désespoir. En vain, elle veut cacher ses souffrances dont elle n'ose faire l'aveu, tout dans ses discours, dans sa conduite, dans sa parure, les accuse et les proclame hautement. Les soins de sa toilette attestent plus d'efforts que de goût ; ses discours montrent plus d'esprit que de cœur, plus d'afféterie que de douceur ; ses aumônes et sa piété annoncent des besoins nouveaux que doivent satisfaire des émotions nouvelles. Tout nous avertit qu'un but d'activité frivole et fragile a semé autour d'elle l'amertume, le découragement et l'ennui. Qui pourra jamais suivre dans toutes ses péripéties affectives et intellectuelles une existence livrée ainsi aux hasards des impressions que la civilisation multiplie chaque jour ! Ce sont tantôt des préoccupations de vanité, ou des atteintes d'hypochondrie, tantôt des aspirations mystiques ou des agitations mondaines, se succédant les unes aux autres pour produire tour-à-tour des accès de colère, d'envie, d'anxiété, de terreur, de jalousie, de déception, de remords, etc.

Qu'on ne s'imagine pas que les victimes de ces désirs fugitifs et contradictoires qui prennent la place d'un but d'activité, soient toujours des femmes et ne puissent se rencontrer que parmi les femmes. Il en est parmi les hommes, il en est plus qu'on ne le pense et qu'on ne le dit communément. Sans doute leur vie sédentaire, leurs habitudes de mollesse, la sphère plus limitée de leur destinée et de leurs moyens d'action, leur constitution, leur éducation surtout, rendent les femmes plus exposées que les hommes à devenir la proie des souffrances que nous venons de peindre. Peut-on s'en étonner d'ailleurs dans une société où la femme semble ne recevoir de l'éducation d'autre mission que celle de plaire, quand on sait tout ce que cette mission renferme de succès fragiles et incertains, tout ce qu'elle prépare d'inévitables et nombreuses déceptions ! Quoiqu'il en soit, nous devons reconnaître que les hommes ne sont pas étrangers aux tristes résultats de l'absence d'un but d'activité. Ces résultats, à l'intensité près, sont les mêmes pour l'un et l'autre sexe. La névropathie que nous venons d'esquisser revêt une forme précise, lorsque l'un d'entre ses nombreux symptômes vient à prédominer par sa durée ou par son intensité, ou lorsqu'elle se complique d'une névrose déterminée. Ce sont l'hypochondrie, la lypémanie et l'hystérie, qui s'associent le plus souvent à la maladie des oisifs. Nous trouvons un exemple frappant de l'influence de l'absence d'un but d'activité sur la production de la sur-excitation nerveuse dans une observation d'hypochondrie rapportée par M. Leuret. Il est difficile de rencontrer dans les annales de la clinique un fait mieux approprié à compléter la démonstration des données étiologiques que nous devons énoncer dans ce paragraphe. Comme le malade dont il s'agit, nous présente un des types rares dans lesquels la cause de la maladie et l'influence éducatrice qu'elle révèle, apparaissent dans tout leur jour, nous ne pouvons résister au désir de donner une partie de l'élégant et spirituel récit qui nous l'a fait connaître. « L'observation que je vais rapporter, dit M. Leuret, suffira pour donner une idée complète de l'hypochondrie dont je vais parler (de l'hypochondrie qu'engendrent le luxe et l'oisiveté). Le malade qui en fait le sujet est un homme parfaitement en état d'analyser ses sensations et d'en rendre un compte exact. Comme la plupart des hypochondriaques de sa classe, il est riche et sa principale occupation a toujours été de se rendre la vie douce et tranquille. Pour se soustraire aux embarras d'une famille, aux obligations qu'impose l'éducation des enfans, il ne s'est pas marié; pour que l'administration de sa fortune ne lui donnât que le moins de souci possible il n'a conservé de son héritage aucune propriété foncière, et il a placé son argent en rentes sur l'état, dans les différens pays qui lui offraient le plus de garanties; pour n'avoir à exercer aucune surveillance de ménage, il a presque toujours habité dans des hôtels garnis et mangé chez le restaurateur. Entièrement libre de ses actions, il aurait pu voyager, et son désir d'observer l'eût porté à visiter au moins

les villes capitales de l'Europe ; mais le voyage, quelque commo-
dément qu'on le fasse, n'est pas toujours sans fatigue, et puis l'on
n'est pas sûr de trouver à chaque gîte un dîner bien servi, une
chambre commode et un bon lit. Son esprit est très-cultivé, son
jugement parfait, son cœur excellent ; mais comme le repos lui
est plus cher que tout le reste, dans chacune de ses actions ou de
ses affections, il a grand soin de repousser tout ce qui pourrait
l'inquiéter ou seulement l'émouvoir. Sa règle politique est d'ap-
prouver tous les gouvernemens, et de laisser faire ceux qui dirigent, fût-on serf en Russie, ou esclave chez les Turcs..... Je
pourrais ajouter bien d'autres détails ; j'en ai dit assez ; on comprend que tous ses soins ont eu pour but le repos. Voici où l'amour
du repos l'a conduit..... (1). »

L'absence d'un but d'activité, ou en d'autres termes, l'oisiveté,
occupe une très-grande place dans l'étiologie des affections nerveuses. Combien de personnes atteintes de névropathie, que la
perte de leur fortune ou d'autres malheurs ont subitement gué-
ries, en les arrachant à l'inaction qui faisait leur supplice et en
leur imposant un but d'activité.

Dans l'intérêt de la clarté et de la concision, nous résumerons
les données de l'observation à l'aide des propositions suivantes :

1° L'absence d'un but d'activité influe d'autant plus sur la
production de la sur-excitation du système nerveux, que les individus se trouvent placés dans des conditions de fortune propres à
entretenir le luxe, la mollesse et la sécurité.

2° L'absence d'un but d'activité influe d'autant plus sur la
production de la sur-excitation du système nerveux, qu'elle succède plus brusquement à une situation opposée (2).

____

(1) *Fragmens psychologiques sur la folie*, pag. 390 et suiv. Nous ne pouvons mieux
faire que de renvoyer nos lecteurs à la description donnée par M. Leuret de la série
des symptômes hypochondriaques les plus étranges auxquels ce malade a été conduit par l'absence d'un but d'activité.

(2) « Le changement brusque d'état, dit M. Esquirol, le passage d'une vie active
à une vie inoccupée, conduisent à la folie ; c'est ce qui arrive aux négocians qui,

3° L'absence d'un but commun d'activité chez un peuple, exerce une influence incontestable sur la production de la sur-excitation du système nerveux d'un grand nombre de citoyens, et cette influence est d'autant plus grande, que ce peuple est en possession d'une tradition nationale plus brillante, d'un passé plus glorieux (1).

L'absence d'un but d'activité honorable et sérieux détermine dans l'homme une série de souffrances morales et physiques, aux-quelles il est en quelque sorte sollicité instinctivement à se sous-traire, en se livrant à une carrière orageuse de désirs frivoles et d'illusions dangereuses, d'hésitations pénibles et d'ennuis pro-fonds, d'excès honteux et de passions funestes. Dans cette déplo-rable situation, en vain il cherche à s'étourdir, en vain il cher-che à se fuir, en vain il lutte contre le poids de son oisive indo-lence; en vain il s'efforce de se dérober aux agitations stériles dont il est la proie, il ne peut échapper au supplice qui le torture qu'en se creusant un abîme de maux nouveaux, plus violens et plus cruels. A peine s'est-il élancé dans la carrière des passions et

après avoir acquis une fortune honorable, se retirent des affaires ; c'est ce qu'on a pu remarquer chez les militaires français qui, après une vie errante, vagabonde, passée entre les privations de tout genre et l'abondance de toutes choses, obtenaient la permission de se reposer. C'est ce que j'ai vu chez plusieurs officiers de 1815. »

(1) Une grande nation n'existe qu'en vertu d'un but commun d'activité. Lorsque ce but est négligé, lorsqu'il ne préoccupe plus les membres de la société, la natio-nalité est en péril ; c'est là ce que l'histoire nous apprend. Mais ce n'est pas tout : cette absence d'un but commun d'activité laisse un vide dans les esprits qui ne tarde pas à donner lieu à une foule de désordres, parmi lesquels nous devons signaler les diverses variétés de l'aliénation mentale, la lypémanie, le suicide, etc. Il suffit pour se convaincre de l'exactitude de cette donnée étiologique, de se rappeler la peinture qu'Ammien-Marcellin a faite des Romains du 2ᵉ siècle ; il suffit de jeter les yeux sur l'histoire des mœurs et des maladies des Grecs du Bas-Empire, il suffit surtout de voir ce qui se passe aujourd'hui dans l'empire turc ; et, sans aller si loin, regardons la France. La commotion de juillet y a ébranlé les imaginations ; elle a réveillé les beaux souvenirs de la nationalité française, et après avoir imprimé une direction nouvelle à un grand nombre d'esprits ardens, le gouvernement a cru devoir l'em-pêcher de s'épancher en grandes et glorieuses entreprises. Ne devons-nous pas faire intervenir ce fait dans l'explication des vingt mille suicides que la France a vus se succéder depuis 1830?

des excès, que déjà apparaissent chez lui les résultats de l'enseignement d'un but d'activité contraire à la fois à la morale et à l'hygiène. Il est dans la nature de l'homme, lorsqu'une sage prévoyance ne préside pas à sa destinée, de puiser lui-même dans le milieu social qui l'entoure, des mobiles et des moyens d'action, qui semblent promettre un soulagement à son ennui, un apaisement à son besoin impérieux d'émotions et de mouvement. Et qui ne voit pas que se livrer ainsi, sans direction morale et intellectuelle, au hasard des circonstances, au hasard de ses caprices, de ses fantaisies, à l'empire de ses penchans, c'est déjà parcourir la voie dangereuse des préoccupations et des erreurs qu'engendre un but d'activité fécond en désordres affectifs et intellectuels, que c'est déjà subir l'influence des enseignemens mauvais dont nous devons, dans les paragraphes suivans, montrer les conséquences pathologiques.

En négligeant l'enseignement d'un but d'activité honorable et sérieux, l'éducation morale est donc non-seulement responsable des maux qui accompagnent l'oisiveté, elle est encore responsable des effets qui résultent des enseignemens mauvais, car ceux-ci ont d'autant plus d'accès dans les esprits et dans les cœurs, que l'éducation n'a opposé aucune barrière à l'irruption des mauvaises doctrines et des mauvais exemples. Quelles ne doivent pas être les conséquences de l'éducation morale, lorsque, loin d'opposer une digue salutaire à la corruption des mœurs, elle ajoute à l'empire des doctrines et des exemples qui règnent dans une société, le concours de sa puissante influence, lorsqu'à la négligence d'un but d'activité honorable et sérieux, elle ajoute l'enseignement d'un but d'activité coupable et frivole ?

Il n'est pas aisé de passer en revue tous les buts d'activité que les mauvais enseignemens tendent à faire prédominer dans la pensée et dans les sentimens de l'homme. Il faut nécessairement en pareille matière s'en tenir aux faits généraux, et éviter de tomber dans la confusion des innombrables détails. C'est ce que nous tâcherons de faire en recourant à une méthode d'exposition qui nous permettra d'être concis, tout en n'omettant aucune considération importante.

Les enseignemens qui ont pour objet de faire dominer les préoccupations intellectuelles et affectives que réclame l'égoïsme, quelque nombreux et variés qu'ils soient, peuvent se réduire à deux catégories générales : à la première appartiennent les enseignemens qui dirigent l'activité de l'homme vers la conquête des jouissances temporelles; à la seconde appartiennent ceux qui dirigent cette activité vers la conquête des jouissances éternelles. L'égoïsme dans le temps et l'égoïsme dans l'éternité, tels sont, en effet, les deux aspects sous lesquels se présente à nous l'excessive préoccupation de soi-même, dont la source se cache dans les enseignemens matérialistes et mystiques, et dont les effets se montrent trop souvent dans les hospices d'aliénés.

§ II. De l'influence exercée par les désirs qui correspondent logiquement aux enseignemens matérialistes.

Sous le nom d'enseignemens matérialistes, nous comprenons tous les raisonnemens à l'aide desquels l'homme, acceptant pour point de départ la négation de toute croyance religieuse, de toute obligation commune, conclut nécessairement à la recherche des jouissances temporelles. Tels sont les enseignemens, non-seulement du matérialisme, mais encore ceux du scepticisme, de l'éclectisme, de toutes les doctrines, en un mot, qui abandonnent l'homme à l'empire de ses désirs et de ses penchans, et qui lui confèrent en quelque sorte un droit de souveraineté individuelle, n'adoptant les lois religieuses et sociales que comme des moyens de sécurité et de protection, comme des auxiliaires de la police. Il en résulte que la conquête du bonheur étant généralement enseignée comme le but le plus général de notre activité, chacun, sous l'influence de ces enseignemens, doit le chercher là où il croit le trouver, en ayant soin toutefois de se placer en dehors des atteintes du Code pénal (1).

(1) C'est ce qui a fait dire à madame de Staël, en parlant de la doctrine de l'inté-

Les enseignemens matérialistes remontent à une très-haute antiquité (1). Partout où les doctrines philosophiques ont surgi du sein des discussions théologiques, ces enseignemens ont eu leurs docteurs et leurs adeptes. En général, ils ont eu pour but de soulever de nombreux disciples contre un culte qui imposait des devoirs pénibles, quelquefois contre une théocratie dégénérée qui les multipliait à son profit. En rattachant aux enseignemens matérialistes les mœurs qui en émanent logiquement, nous n'entendons point accuser ceux qui les professent, d'en tirer toutes les conséquences que, dans l'intérêt de l'éducation des générations, nous nous faisons un devoir de signaler. Nous reconnaissons que les individus dont l'éducation morale a été dans l'enfance l'objet des plus vives sollicitudes, échappent aisément, sous ce rapport, à l'inflexible rigueur de la logique. Mais en est-il de même pour le grand nombre que l'éducation dite morale abandonne ou se hâte de pervertir, dès les premières lueurs de l'intelligence ! Épicure a pu être un vertueux citoyen, malgré ses doctrines matérialistes ; peut-on en dire autant des épicuriens d'Athènes et de Rome ? Les enseignemens matérialistes ont une virtualité souvent ignorée de leurs auteurs ; mais au contact des passions égoïstes, cette virtualité se transforme en redoutable et terrible influence.

Nous avons énoncé plus haut (2) notre pensée sur cette erreur de l'éducation morale, qui consiste à proposer sans cesse le bonheur comme le but de l'activité de l'homme, comme la fin pour

rêt bien entendu : « Avec une pareille doctrine, il n'y a plus ni bien ni mal sur la terre. Si un homme commet un crime, on ne pourra que l'accuser d'avoir commis une erreur de jugement. Il y a loin pourtant d'un homme qui a le jugement faux à un homme immoral. »

(1) Chez les Hindous existaient les écoles matérialistes des *Tchawakas* et des *Lokayatikas* (*voyez* Colebrooke, *Essais sur la philosophie des Hindous*). Chez les Grecs existaient celle de Dicéarque de Messine (Cicéron, *Tusculan.* quest. 1re), celles de Leucippe, d'Epicure, etc. A Rome, la doctrine de ce dernier philosophe fut enseignée par Lucrèce, par Sénèque le tragique, et pratiquée par les élégans de l'époque.

(2) Première partie, section 2e.

laquelle il existe. Nous ajouterons que les doctrines matérialistes venant couronner cet enseignement, il est facile de concevoir quelles doivent en être les conséquences.

L'idée du bonheur, par cela seul qu'elle ne présente pas à l'esprit une condition nettement définie, nettement conçue, offre à l'imagination cet attrait puissant qui s'attache à tout ce qui est vague, à tout ce qui se présente sous forme d'espérance. C'est ce qui explique comment la plupart des hommes, pour atteindre ce but idéal, montrent une ardeur égale, la même partout, et comment ils s'épuisent, sans l'atteindre, en stériles agitations. En vain les plus favorisés de la fortune, ceux qu'on appelle les *heureux de ce monde*, croient-ils être en possession de l'insaisissable conquête, elle leur échappe pour les abandonner aux douleurs de la déception. Tour-à-tour affligés du supplice de Tentale et des ennuis de Salomon, ils offrent un spectacle digne plus souvent de pitié que de mépris. Et d'ailleurs, quels sont les désirs dont la satisfaction les préoccupe, quels sont les buts d'activité dont la réalisation a pour eux tant d'attraits ? A cet égard, ils sont loin de s'entendre. Pour l'un, c'est la jouissance de ce qu'on appelle les plaisirs, la multiplicité et la variété des émotions vives et sensuelles; pour l'autre, c'est la conservation, au prix des sollicitudes les plus minutieuses, d'une santé inaltérable et florissante; pour un trosième, c'est la possession d'une position brillante et enviée; pour un quatrième (c'est des femmes surtout qu'il s'agit ici), c'est l'empire de la beauté, des grâces et de l'esprit, c'est la durée indéfinie des émotions de l'amour. Nous pourrions montrer s'étendant et se multipliant à l'infini les diverses formes que l'idée du bonheur peut revêtir dans l'imagination des hommes sous l'influence des enseignemens matérialistes, sous l'influence des moyens auxiliaires de ces enseignemens. Toutefois nous croyons pouvoir les réduire aux quatre formes générales que nous venons d'énumérer. A ces quatre formes de l'insaisissable bonheur correspondent les passions dont les relations les plus étroites d'une part avec l'éducation sociale et privée, et de l'autre avec les affections nerveuses, nous révèlent l'importance étiologique. Ces passions sont le libertinage, l'amour excessif de la vie, l'ambition et la coquetterie. Une fois engagé hors de la voie de la sagesse, qui consiste à ne rechercher que la conquête d'un but honnête et nettement déterminé, une fois engagé dans la carrière des désirs dont la satisfaction est une chimère ou une déception, l'homme ne sait plus où il s'arrêtera ; il ignore la limite devant laquelle il s'inclinera fatigué, mais content et heureux. Dès lors en proie au vague des espérances, à l'insuffisance des résultats, emporté par ses passions, il n'aura ni paix ni trève ; toutes les émotions tristes, tumultueuses et délirantes que font naître les désirs violens, mettront sa raison en péril ; heureux si elle n'y succombe pas.

Passons successivement en revue les divers buts d'activité dans la réalisation desquels l'imagination de l'homme, égarée par les enseignemens matérialistes, place trop souvent ce bonheur idéal, indéfini, dont on l'entretient sans cesse dès sa naissance. Tâchons de déterminer l'influence des désirs et des passions qui en résultent, sur la production des diverses formes de la sur-excitation du système nerveux.

A. *Du libertinage ou du désir immodéré des plaisirs, des vives et sensuelles émotions.* — Nous comprenons sous ce titre tous les excès, toutes les passions dont l'ensemble constitue le libertinage, la débauche ou en d'autres termes, *l'amour du vin, du jeu et des femmes.*

Dire qu'un but d'activité repose tout entier dans les jouissances grossières, éphémères et dangereuses du libertinage, c'est prédire les souffrances, les maladies, les privations, la satiété, l'épuisement, l'impuissance et toutes les angoisses inséparables des désordres qui les suivent. C'est là un lieu commun, une vérité pas trop vulgaire. On sait qu'il n'est pas de maladie que les excès ne puissent occasioner. Il n'est pas difficile de concevoir que les excès exercent cette funeste influence, quand on examine tous les troubles fonctionnels qu'ils entraînent dans la vie de nutrition, dans les phénomènes affectifs et intellectuels, etc., quand on apprécie la sur-excitabilité qui doit résulter, pour l'organisme nerveux, soit des stimulations toujours plus vives et plus souvent renouvelées, qui accompagnent ces excès, soit de l'épuisement auquel ces stimulations renouvelées donnent lieu.

La passion du jeu n'a pas besoin d'être décrite dans ses symptômes ni dans ses conséquences (1). Les violentes émotions opposées qui se heurtent et se croisent sans cesse, l'ennui qui succède à ces émotions devenues le plus impérieux des besoins (2), les vicissitudes de l'aveugle fortune qui jette tour-à-tour dans la misère et dans l'opulence (3), l'abîme dans lequel elles finissent par engloutir des familles entières, les excès de table, les plaisirs bruyans, les fastueuses jouissances dans lesquelles le joueur cherche à fuir son désespoir ou à escompter ses espérances, toutes ces agitations, qui, comme le remarque Aristophane, ont déjà leurs paroxismes fébriles et leurs accès d'aliénation mentale, sont les avant-coureurs de ces déplorables catastrophes dont les annales du crime, de la folie et du suicide conservent le souvenir (4).

Quant aux excès auxquels se livrent les hommes adonnés aux plaisirs des sens, aux grossières habitudes de la débauche, est-il nécessaire de reproduire le tableau si souvent et si éloquemment tracé par tant d'écrivains, des désordres auxquels ils donnent lieu? Ne pouvons-nous pas nous borner à cet égard à dire avec Boèce : *Tristes voluptatum exitus, ut quisquis voluptatum suarum reminisci volet, intelliget.* Ces sortes d'excès sont surtout dangereux, lorsqu'ils se réunissent au jeu dans les mêmes orgies, ainsi que cela a lieu trop souvent. L'ivrognerie est de

---

(1) *Voyez* H. Lauvergne, *Les forçats considérés sous le rapport physiologique, moral et intellectuel*, Paris, 1841, in-8°, pag. 347.

(2) *Liberæ unius horæ insaniam æterno temporis tædio.* (SENÈQUE.)

(3) *Non munera Fortunæ, sed insidiæ*, dit le même philosophe.

(4)   Alea Scylla vorax, species certissima furti,
    Non contenta bonis, animum quoque perfida mergit,
    Furax, infamis, iners, furiosa, ruina.

(PÉTRARQUE, dialog. 27.)

13

tous ces excès celui qui prépare plus particulièrement la voie à tous les autres (1).

B. *De l'amour excessif de la vie et du bien-être physique.* — Sous ce titre nous comprenons cette sollicitude minutieuse et exagérée, ces précautions méticuleuses, qui ont pour objet la conservation de la santé et qui ne servent qu'à la rendre plus fragile. A ce désir immodéré d'une santé idéale correspondent les terreurs de la maladie et de la mort, les hallucinations diverses qui caractérisent l'hypochondrie.

Nous avons signalé dans la section précédente en parlant du régime et des exercices, les moyens à l'aide desquels l'éducation physique entretient la mollesse et prépare une source de maux, qu'une éducation différente eût épargnés. Il s'agit ici plus particulièrement des effets des enseignemens qui tendent à faire prédominer dans les esprits des enfans une excessive préoccupation pour tout ce qui concerne leur santé. Cette préoccupation est toujours très-dangereuse, surtout dans les classes aisées et opulentes, où tant de causes font naître des indispositions fréquentes, d'abord légères, que l'oisiveté rend souvent si pénibles, et dont le résultat le plus grave consiste à s'en alarmer. D'ailleurs, quelle santé peut se dire parfaite? Quel est l'homme qui, en s'écoutant sentir dans un des nombreux organes dont le mécanisme fonctionnel constitue la vie, n'y découvre une impression insolite, plus ou moins pénible, et qui, en se livrant à cette préoccupation, ne finit par y reconnaître une souffrance réelle! Il est un fait connu des physiologistes, c'est que, lorsque l'attention se porte sur un organe avec préoccupation, avec inquiétude, et surtout avec le désir de constater et d'analyser une impression à laquelle l'esprit est déjà préparé, on ne tarde pas à y produire

(1) Qui vino indulget, quemque Alea decoquit ille
  In Venerem putris.

Parmi les causes diverses de l'aliénation mentale, la débauche et l'abus des boissons alcooliques sont celles qui fournissent dans toutes les statistiques les chiffres les plus élevés. *Voyez* Esquirol, Aubanel et Thore, Parchappe, etc.

un phénomène analogue à celui qu'on y cherchait. Or, ce fait est d'autant plus constant que déjà une douleur moins imaginaire préexistait à l'acte de la pensée. Sous l'influence de la préoccupation qui en résulte, la douleur s'accroît, les symptômes s'étendent, et quelquefois cette marche progressive de la maladie est telle, que, non-seulement toutes les souffrances augmentent, mais encore que les plus étranges hallucinations viennent en accroître le cortége (1). Tout enseignement qui a pour résultat de

(1) Nous en citerons un exemple frappant dont nous avons été témoin en 1838 :

L'abbé D... est un homme de trente-deux ans, d'une constitution assez bonne ; mais il est extrêmement méticuleux en toute chose ; il est très-crédule, et il n'est pas difficile de lui persuader qu'il est très-malade. A la suite de quelques mouvemens fébriles, occasionés par une légère cystite et qui ne présentaient absolument rien de sérieux, on lui conseilla un jour de se coucher et de se soigner. Le village dans lequel il dirige son paisible troupeau lui est entièrement dévoué. La nouvelle de la maladie de leur pasteur excita la sollicitude de ces braves gens, et tous venaient lui témoigner l'intérêt qu'ils prenaient à sa santé. Ces témoignages de sollicitude, ajoutés aux soins des personnes de sa famille, de ses sœurs, je crois, qui l'entouraient, ne tardèrent pas à lui faire croire qu'il était dangereusement malade. L'agonie ne tarda pas à se présenter à son esprit. Il se hâta d'en avertir ses parens ; il fit appeler un notaire du chef-lieu et le curé du village voisin, en les priant avec instance de venir le plus tôt possible, l'un recevoir son testament et l'autre sa confession. C'était plus qu'il n'en fallait pour amener au presbytère tous les habitans du village; femmes et enfans, jeunes gens et vieillards vinrent sangloter autour du malade; ceux qui ne pleuraient pas priaient à haute voix; le mourant priait avec eux; ses sœurs étaient plongées dans le désespoir. Tout enfin avait dans la maison l'aspect sombre et solennel que donne la présence d'un agonisant dans les pays où règne encore la foi catholique. Le notaire arrive le premier; il enregistre les dernières volontés du moribond ; la vente d'un immeuble s'effectue à l'instant, pour que la somme modeste qui en provient puisse être distribuée selon les vœux du testateur, le lendemain de sa mort. Le curé survient... Aussitôt la scène change. Ce bon et intelligent prêtre examine son confrère, et à peine a-t-il entendu les premiers épanchemens de son âme prête à paraître devant Dieu, qu'il lui répond avec l'accent de la joie et de la conviction : «Mon cher ami, vous n'êtes pas aussi malade que vous le pensez. » Un sourire brilla alors sur les lèvres du pénitent; ce sourire était celui d'une de ces espérances qui renaissent tout-à-coup et qui disparaissent bientôt. A l'instant même, aux yeux de tout le monde, le curé fit tout préparer pour soustraire son confrère au lugubre cortége qui l'entourait; lui fit en peu de mots une exhortation au courage et à l'espoir, le décida à se lever et à s'habiller ; il lui fit prendre une tasse de bouillon, et il n'hésita point à le mettre en selle sur son cheval, se réservant de l'y maintenir en se plaçant lui-même en croupe. Il le con-

faire prédominer les préoccupations de ce genre, en inspirant une crainte exagérée, à l'approche des plus légères douleurs, en rappelant sans cesse les dangers, qui menacent la santé, en rappelant trop souvent une attention inintelligente sur des souffrances réelles, un pareil enseignement est la source non-seulement des inconvéniens attribués à la mollesse, mais encore de la plupart des symptômes qui caractérisent la mélancolie hypochondriaque.

La lecture des ouvrages de médecine faite par des personnes étrangères aux connaissances préliminaires qu'elle exige, est une des causes les plus généralement reconnues de l'hypochondrie. Nous ne parlerons pas des maladies et des accidens étrangers à cette maladie, auxquels les erreurs de régime, l'usage ou l'abus des remèdes, dont l'emploi résulte de cette lecture, peuvent donner lieu. Cette cause suffit seule, même dans l'absence de toute maladie, de toute préoccupation antérieure, pour appeler d'une manière fâcheuse l'attention de l'homme le mieux portant sur les maux les plus légers, qui peuvent survenir dans le cours de la vie et pour produire les terreurs hypochondriaques les plus déplorables. Ces livres doivent donc être généralement écartés de la bibliothèque des hommes du monde, ils doivent l'être avec d'autant plus de soin, que ceux qui sont écrits pour eux, sont plus propres à les séduire et à les entraîner. Les femmes, celles surtout dont la constitution délicate s'allie à une disposition à la tristesse, les hommes oisifs, les jeunes gens, ceux surtout qui

---

duisit ainsi après une heure de marche au presbytère, où je fus appelé à le visiter. Le voyage avait eu lieu sans accident et très-gaîment, grâce aux plaisanteries avec lesquelles le confesseur soutenait le courage renaissant de son pénitent. Informé de ces circonstances, je me hâtai d'entrer dans la chambre de notre ressuscité. Il dormait du sommeil des bienheureux depuis sept heures. A onze heures du soir, j'allai le voir de nouveau ; le sommeil avait ranimé ses forces, je dirai même son appétit, car je crus convenable de lui faire apporter un énorme potage qu'il prit avec bonheur, quoique le souvenir de son aventure le rendît un peu confus. Le lendemain, il dormit sa grasse matinée, et à midi, en revenant d'une de mes courses, je le trouvai se promenant dans le jardin, ayant bien déjeûné, et récitant son office, un bréviaire à la main. Au dîner, on ne s'aperçut que très-imparfaitement que vingt-quatre heures auparavant notre convive avait appelé sur lui la prière des agonisans.

vivent retirés, solitaires et studieux, les hommes de lettres et les artistes, ceux dont l'imagination transforme aisément, sous l'influence de la crainte, le souvenir de tous les maux connus, en symptômes plus ou moins menaçans, les jeunes étudians en médecine, les militaires inactifs et avancés en âge, etc., sont les personnes que la lecture des ouvrages de médecine ont conduites le plus souvent à l'hypochondrie. Il ne faut pas oublier que ce n'est pas toujours une curiosité inquiète, due à la présence de cette névrose, qui fait rechercher ces ouvrages; quelquefois une page, ouverte au hasard, suffit chez quelques personnes pour en faire naître le germe. Ce fait ne doit pas être méconnu, quand il s'agit d'apprécier l'influence étiologique de l'éducation.

Il est des erreurs pathologiques généralement répandues qui exercent une grande influence sur la production des affections nerveuses. Nous n'avons pas besoin de dire que les erreurs dont il s'agit n'exercent cette funeste influence que par les conséquences hygiéniques et thérapeutiques qu'on en tire. Chaque siècle a ses théories médicales et avec ses théories, ses médicamens de prédilection. On n'a jamais assez insisté sur les effets désastreux d'une formule scientifique fausse, qui devient dans le vulgaire le signe représentatif d'un ordre de symptômes et d'une méthode appropriée de traitement. Certes, il suffit de jeter un coup d'œil sur l'histoire de la médecine pour se convaincre des dangers d'un enseignement qui répand des idées fausses sur les maladies les plus communes. C'est ainsi que, de nos jours, l'irritation, la gastrite et la gastro-entérite ont envahi, je ne dirai pas, les imaginations oisives et inquiètes, mais l'esprit routinier d'un grand nombre de médecins que l'expérience aurait dû éclairer. Ne voit-on pas, à chaque instant, des malheureux que les règles d'une sage et prévoyante hygiène auraient infailliblement ramenés à la santé, et qui condamnés au régime des boissons émollientes, de l'inaction, de la diète la plus sévère, n'ont recueilli au terme d'un long et déplorable traitement antiphlogistique, qu'une irréparable faiblesse, suivie d'une série non interrompue de désordres nerveux?

On n'a pas encore oublié le règne des obstructions des viscères et des désobstruans auxquels elles donnaient lieu, ni celui des humeurs âcres et peccantes avec les purgatifs qu'elles rendaient nécessaires. D'autres temps, d'autres erreurs ! et les hypochondriaques, en se plaignant des humeurs âcres et peccantes, de prendre force rhubarbe et force sené; en se plaignant des obstructions de leurs viscères, de recourir aux doses répétées de calomel et d'aloès; en se plaignant de la gastrite, de réclamer le secours des sangsues et de l'eau de gomme. C'est ainsi que l'hypochondrie reste la même avec un langage et des préoccupations qui suivent la fortune des doctrines médicales régnantes. Ne voit-on pas la terreur de la police et des gendarmes remplacer dans nos hospices d'aliénes la terreur de l'enfer et des démons !...

C. *De l'ambition ou du désir immodéré d'une situation brillante et élevée.* — Nous comprenons sous ce titre toutes les préoccupations égoïstes, qu'entraîne la recherche des triomphes de l'orgueil et de l'amour-propre. Les diverses formes de l'ambition peuvent se réduire aux désirs suivans :

Le désir immodéré de la réputation et de la gloire.

Le désir immodéré du pouvoir.

Le désir immodéré des distinctions et des dignités.

Le désir immodéré des richesses et l'amour du luxe.

Une des plus fatales conséquences des enseignemens matérialistes consiste dans cette ambition contagieuse et épidémique qui, à certaines époques, s'empare des esprits et semble imposer à l'activité humaine la recherche des triomphes les plus rares et les plus difficiles. Jamais le nombre des jeunes gens destinés à devenir la proie de cette terrible passion, n'a été plus grand qu'aujourd'hui. Ce fait déplorable est dû à des causes politiques que nous aurons occasion de signaler dans la section suivante.

Le désir immodéré de réputation et de gloire constitue particulièrement l'ambition des artistes, des hommes de lettres, des savans, des écrivains en général. C'est aussi l'ambition des militaires ; mais chez ceux-ci, le désir de la gloire prend un caractère tellement noble et généreux, il appelle tant de dangers et tant de bravoure, il se montre à la brillante lumière du soleil avec tant d'éclat, que nous devons le distinguer du désir immodéré de réputation, maladie endémique des écrivains et des artistes. Chez ceux-ci la vanité s'ajoutant à l'ambition et la dénaturant quelquefois, concourt à engendrer non-seulement de fâcheux ridicules, mais encore de graves et déplorables aliénations mentales.

Nous avons signalé les rapports qui existent entre les désirs et les phénomènes d'innervation intra-cérébrale, cérébro-sensoriale et cérébro-ganglionnaire. Déjà, en parlant de l'influence des préoccupations hypochondriaques sur la production des douleurs et des symptômes, nous avons signalé les faits qui révèlent l'importance physiologique de ces rapports. Ici des faits nouveaux viennent la confirmer et la mettre en évidence.

Soit qu'il désire soit qu'il craigne vivement une impression (et il ne craint jamais que parce qu'il désire), par cela seul que son esprit s'applique à la contemplation de cette impression, par cela seul qu'il s'en préoccupe avec intensité et persévérance, l'homme finit par se persuader qu'il l'éprouve, bien plus il finit par l'éprouver réellement. C'est ce qui explique la plupart des monomanies orgueilleuses; c'est ce qui explique aussi la plupart des affections lypémaniaques. Or, l'ambition qui est alimentée par le désir d'un triomphe, expose celui qu'elle subjugue à cette aberration de l'esprit, elle l'y expose non-seulement par d'ardeur avec laquelle il recherche le succès désiré, mais encore par la crainte que lui font éprouver les obstacles qui l'irritent. Aussi l'ambitieux, dans certains cas, croit à la réalité d'un triomphe imaginaire, dans d'autres il croit à la réalité des inimitiés et des haines, qui n'existent pas et que son esprit avait redoutées. De ces deux formes de l'ambition résultent deux formes du délire, le délire gai et le délire mélancolique. Nous insistons sur ce fait, parce que dans la coordination des maladies mentales, on n'en a pas assez tenu compte. On s'est contenté de regarder à la surface et l'on n'est point allé au-delà. Ainsi, on a assigné le caractère de folie orgueilleuse à la seule forme expansive, et on l'a refusé aux formes oppressives, que l'ambition peut revêtir. Pour nous il existe une mélancolie orgueilleuse comme il existe une mélancolie amoureuse. Dans l'ambition, comme dans toute passion, le désir est inséparable de la crainte ; il n'y a donc rien d'étonnant, si c'est tantôt la forme expansive, tantôt la forme oppressive qui prédomine. Malgré cette diversité des effets, la cause reste la même ; et cette cause, en définitive, c'est toujours le désir dominant ; c'est cette cause qu'il faut rappeler en nommant la maladie.

Le désir immodéré de la réputation et de la gloire, est donc, comme tous les désirs égoïstes, la source de deux formes opposées de l'aliénation mentale. La première, connue sous le nom de monomanie orgueilleuse est le sort de ceux que des flatteries imprudentes ou perfides, portent à se faire illusion sur les moyens dont ils disposent, sur les résultats qu'ils attendent. La seconde est le sort de ceux que les déceptions irritent, que les obstacles réels et imaginaires assiégent sans cesse, que les succès des autres rendent haineux, jaloux, soupçonneux, que les insuccès enfin portent au désespoir. A la monomanie orgueilleuse sont prédestinés les hommes qui, dans leurs discours, dans leur attitude, sur leur physionomie, portent l'empreinte d'une satisfaction que rien n'explique. Tels sont les écrivains et les artistes, qui, sur le témoignage d'un petit cercle d'amis, s'imaginent avoir fatigué les cent voix de la renommée. Tels sont encore ceux qui, ayant fait une œuvre médiocre, se persuadent, sur la foi d'un compliment banal, qu'ils ont produit une œuvre admirée du monde entier. A la mélancolie orgueilleuse sont prédestinés les hommes qui, par suite d'une disposition particulière à voir le côté triste des choses, s'imaginent que l'envie, sans cesse sur leurs pas, épie leurs démarches, soulève des obstacles à leurs succès. Ces hommes portent dans leurs discours, dans leur attitude, sur leur physionomie, l'empreinte d'une sombre et soupçonneuse misan-

thropie, dont rien au dehors ne rend raison. Tels sont les écrivains et les artistes qui, en présence de l'indifférence générale
avec laquelle leurs productions sont accueillies, se déclarent *in-
compris* et se hâtent de conclure que la stupidité et l'envie em-
pêchent le public d'applaudir. Ambitieux vulgaires pour lesquels
un insuccès est un triomphe de l'intrigue, de la malveillance
et de l'envie; ils se donnent eux-mêmes les applaudissemens
qu'on leur refuse; ils font plus, ils sifflent le parterre qui n'ap-
plaudit pas. Ils s'écrient avec Ovide :

> Parte tamen meliore mei super alta perennis
> Astra ferar, nomenque erit indelebile nostrum.

Malheur à ceux d'entre les ambitieux dont je parle, chez lesquels l'amour-propre et la vanité long-temps triomphans, viennent
à recevoir une blessure profonde et inattendue! Tristes, solitaires, ils s'abreuvent du fiel de la haine, ils enveloppent la société
entière dans leur proscription, et le suicide vient trop souvent
mettre fin aux angoisses de leur âme. Combien de grands artistes
ont rêvé dans la mort volontaire un abri contre les tourmens
qui résultent d'un insuccès même passager, contre le spectacle
douloureux d'un rival heureux! Combien de grands écrivains
n'ont pu survivre calmes et paisibles à l'éclat de leur nom, pour
lesquels l'estime générale succédant aux enivrantes émotions de
la renommée, n'était plus un aliment suffisant à leurs désirs ambitieux! C'est que l'homme dont l'éducation sociale et privée, a
dirigé l'activité vers les triomphes de l'amour-propre, est appelé
à parcourir une voie dans laquelle se rencontrent non-seulement les luttes difficiles, les rivalités désespérantes, mais encore
les ennuis de la satiété, les agitations de l'insatiabilité. Malheur
surtout à celui à qui les succès ont été présentés, dès son enfance,
comme une heureuse et facile conquête ! Le triomphe sera pour
lui sans charme et l'échec sans consolation.

Concluons que l'éducation sociale et privée est responsable des

14

désordres intellectuels et affectifs, qui résultent du désir immodéré de réputation et de gloire :

1° Lorsque répandant des idées fausses, elle représente aux jeunes gens l'éclat de la renommée comme le but de leur activité, comme le plus grand bonheur auquel ils puissent aspirer.

2° Lorsque, par des récompenses trop flatteuses pour la vanité et pour l'amour-propre, elle exalte ces deux passions, satellites dangereux des désirs ambitieux.

3° Lorsqu'après avoir fait naître de grandes espérances en intéressant la vanité et l'amour-propre des jeunes gens, elle les abandonne aux hasards des circonstances, sans offrir à leur activité une issue qui leur permette de parcourir une carrière honorable.

Le désir immodéré du pouvoir n'est autre chose que l'ambition politique. Ce sentiment est d'autant plus généralement répandu que la hiérarchie des fonctions sociales est moins solidement établie, moins religieusement respectée. Les ambitieux recherchent le pouvoir avec une ardeur qu'alimente surtout l'espoir de le conquérir. Cet espoir est partagé par un grand nombre de citoyens, dans les sociétés démocratiques. Il est limité dans une sphère plus étroite, dans les sociétés aristocratiques et monarchiques. Dans celles-ci, il prend surtout naissance sur les marches du trône, dans la famille même des princes, au milieu des courtisans. Les égorgemens mystérieux dans les palais, et les masacres sur la place publique, occasionés pas l'ambition qu'excite le contact du rang suprême, sont des faits vulgaires dans l'histoire ancienne et moderne.

Le désir immodéré des distinctions, des honneurs, des dignités, etc.; est soumis aux mêmes lois que le désir immodéré de réputation et de gloire. Il conduit également aux deux formes opposées de l'aliénation mentale, tantôt au délire expansif, et tantôt au délire oppressif de l'orgueil. Dans le premier cas, le malade croit posséder le rang suprême; sa grandeur n'est voilée par aucun nuage; dans le second cas, on l'en a dépouillé, c'est un prince trahi ou déchu, l'héritier méconnu et persécuté d'un grand nom, etc. L'éducation sociale, en répandant les distinctions sans discernement, donne à ce désir ambitieux un aliment toujours nouveau. L'éducation privée le fait naître, en montrant la conquête des dignités et des honneurs, comme le plus beau des triomphes, la recherche des hautes fonctions, comme une grave et sérieuse occupation, la possession d'un rang élevé, comme le but d'activité le plus honorable, comme la réalisation du bonheur idéal. C'est surtout par les exemples que la société entretient et développe cette funeste passion. Elle est, d'ailleurs, de nos jours, si intimement associée au désir immodéré des richesses, qu'il est difficile de les séparer.

Le désir immodéré des richesses se présente à nous sous deux aspects, sous celui de l'amour d'une position élevée et sous celui de l'amour d'une oisive opulence. Nous devons le considérer d'abord sous le premier de ces deux aspects. Ne voit-on pas tous les enseignemens modernes tendre à faire prédominer l'influence qu'assure seule la possession d'une grande fortune ! A la conquête de cette influence on fait servir de marchepied la réputation que donnent la science et les chefs-d'œuvres, et la gloire que donnent la victoire et les hauts faits d'armes, les rangs et les dignités que donnent la faveur populaire ou la faveur royale. Les uns convoitent l'éclat de la renommée et du rang, comme un moyen d'arriver à la fortune, les autres convoitent l'éclat de la fortune comme un moyen d'arriver aux positions élevées. Tel est le cercle dans lequel s'agitent les ambitieux de notre époque, sous l'influence des enseignemens qui se répandent et des exemples qui nous entourent. De là tous les désordres affectifs et intellectuels, qu'entraînent les déceptions, la satiété et l'insatiabilité, dont les troubles nombreux de la sensibilité et de l'intelligence sont la conséquence.

Il est un autre aspect sous lequel le désir immodéré des richesses se présente à l'observateur. C'est celui qui a pour objet la conquête rapide d'un bien-être matériel, d'une oisive et paisible opulence, de cette aisance calme et assurée qu'on a appelée *otium cum dignitate.* Indépendamment des effets que cette préoccupation produit en commun avec les diverses formes de l'ambition dont nous venons de parler, elle donne lieu à un résultat particulier que nous devons apprécier. Les hommes qui se proposent pour but de leur activité cette forme idéale de l'insaisissable bonheur, qui consiste dans la jouissance d'une paisible et opulente oisiveté, sont loin de se douter que le rêve qui soutient leurs laborieux efforts leur prépare une cruelle déception. L'habitude du travail, d'une vie active, aura créé en eux une nécessité hygiénique, à laquelle ils ne se soustrairont point impunément. Nous avons dit plus haut que le travail pour l'homme, n'est pas seulement une obligation morale, mais qu'il est encore une prescription fondamentale de l'hygiène, en même temps qu'une heureuse ressource thérapeutique. Le travail est d'autant plus impérieusement réclamé que l'habitude vient ajouter ses exigences. Les habitudes laborieuses comme les passions, comme les douces affections, laissent après elles un vide, dans lequel l'homme s'agite en vain pour chercher l'air vivifiant qui lui manque. Tel négociant enrichi, aux prises avec les agitations de ce repos qu'il avait tant désiré, n'a trouvé de salut que dans de nouvelles entreprises.

Considéré sous l'un et l'autre aspect, le désir immodéré des richesses produit des résultats différens en apparence, mais identiques au fond. C'est un fait très-connu que les revers de fortune fournissent un chiffre très-considérable à la statistique appliquée à l'étiologie des aliénations mentales. Or, ces revers sont pour le désir immodéré des richesses, quelle que soit la satisfaction recherchée dans la fortune, ce que les insuccès, les échecs sont pour le désir des dignités, des distinctions, des hautes positions sociales. Tous les moyens à l'aide desquels l'éducation publique et privée exalte les avantages de la fortune doivent être signalés comme ouvrant une large voie à l'invasion des plus graves d'entre les malades qui sont un effet consécutif de la sur-excitation du système nerveux. C'est ici l'occasion de déplorer la tolérance du gouvernement à l'égard des procédés coupables à l'aide desquels la cupidité des uns sollicite et exploite la cupidité des autre. Or, ces procédés sont arrivés parmi nous à une infernale perfection. En présence des enseignemens qui pénètrent jusque dans le foyer de la famille, en présence des tentations qui sont offertes à tous, en présence des exemples scandaleux qui montrent aux regards de la foule l'orgueilleuse opulence succédant, en un jour, à l'humble médiocrité, en présence de tant de funestes influences éducatrices, le moraliste et le médecin doivent également s'alarmer. Dans toutes les classes de la société ou rencontre aujourd'hui des victimes de cette passion, de ce désir de s'enrichir en quelques années, en quelques mois, que dis-je, en quelques jours.

L'amour du luxe appartient peut-être plus à la vanité qu'à l'ambition. Néanmoins, nous croyons qu'il trouve ici sa place; car il exerce une grande influence sur le désir immodéré des richesses, dont nous venons de parler.

Le luxe consiste moins dans les jouissances d'une molle et voluptueuse existence, que dans la possession d'un ensemble d'objets plus ou moins précieux, plus ou moins recherchés, qui ont pour résultat de donner la mesure de la fortune et de la position sociale de celui à qui ils appartiennent. Ainsi considéré, le luxe se rattache plus particulièrement aux convoitises de l'ambition et quelquefois aux prétentions de la vanité, qu'aux préoccupations de la mollesse et de l'amour excessif du bien-être physique. Comme l'ambition, dont il est une des formes les plus généralement répandues, l'amour du luxe ne connaît point de limites. S'il avait toujours pour objet de faire briller au dehors une opulence à l'abri des revers, une fortune réelle, conquise par une série d'aïeux, il n'aurait d'autres inconvéniens que celui d'un attrait dangereux. Mais il est tant de familles pour lesquelles le luxe n'est autre chose qu'un riche manteau jeté sur des haillons; il en est chez lesquelles le luxe survit à la fortune, dont il sert à la fois à dissimuler et à précipiter la ruine. C'est pour ces familles que le luxe est un terrible fléau. Souvent cet éclat emprunté est un moyen de succès.

Le pauvre y recourt pour captiver et obtenir la confiance du riche ; et les choses sont ainsi faites que souvent il simule l'opulence au prix des plus grands sacrifices, pour pouvoir gagner son pain de tous les jours. Cet escompte sur l'avenir, dans plusieurs circonstances, est une des tristes nécessités auxquelles ne peuvent se soustraire les professions les plus honorables et les plus honnêtes industries.

Quelles que soient les circonstances dans lesquelles il se montre, l'amour du luxe est une source inépuisable de malheurs publics et de malheurs privés. Il offre tous les inconvéniens de l'ambition, dont il sert souvent les intérêts, de la vanité dont il caresse les ridicules prétentions, de la mollesse dont il favorise les goûts. Il suffit à lui seul pour engloutir les plus brillantes fortunes, et rien ne l'empêche d'envahir toutes les classes de la société sans distinction de fortune. Il est descendu avec les prérogatives politiques, des hauts rangs de l'aristocratie qui s'éteint, pour envahir la bourgeoisie qui s'élève sur ses ruines, plus nombreuse et moins opulente. Celle-ci se recrutant dans toutes les conditions sociales, et ne pouvant se retrancher dans une position inaccessible, communique par ses nombreux contacts avec les classes inférieures, la contagion du luxe, qui ainsi se répand et s'accroît encore avec les progrès du *bon marché*. Le faux luxe des riches devient le luxe réel des pauvres, et dans cette dangereuse carrière d'imitation, le nécessaire, chez les uns et chez les autres, cède souvent la place au superflu. De là les douloureuses préoccupations de la misère, que cachent des rideaux d'or et de soie, misère d'autant plus féconde en tristes agitations, qu'elle se pare davantage des dehors de l'aisance et qu'elle grimace avec plus d'efforts le sourire du bonheur. C'est dans le rang des faux riches que l'aliénation mentale fait les plus grands ravages. En contact avec la véritable opulence, ils en éprouvent tous les désirs, tous les besoins ; ils se trouvent engagés dans un gouffre dévorant, dont ils ne peuvent sortir qu'en humiliant leur orgueil ; l'envie les subjugue, l'esprit de haine s'en empare ; ils tombent quelquefois dans la mélancolie ambitieuse, les hallucinations les plus graves viennent s'ajouter à leurs soupçons et à leurs souffrances. La pauvreté qui est forcée de payer les tributs de la richesse est de toutes la plus malheureuse (1). L'éducation qui la favorise est responsable des maux qui en résultent.

IV. *De la coquetterie ou du désir immodéré de plaire.* — Nous comprenons sous ce titre le désir immodéré de charmer les personnes qui nous entourent, de captiver leur admiration par la beauté par les grâces et par l'esprit. Nous y comprenons aussi le désir de régner sur les cœurs, qui survit à la jeunesse et souvent à l'amour lui-même. Il s'agit, en un mot, de toutes ces émotions qui remplissent la vie de la femme, et qui n'en occupent que quelques instans chez l'homme.

Le désir immodéré de plaire est en effet la passion dominante chez les femmes, et, il faut le dire, l'éducation qu'elles reçoivent semble n'avoir d'autre but que de la faire naître là où elle n'est pas, et de la développer là où elle se montre. Cette passion n'épargne pas les hommes; mais le ridicule qui poursuit ceux qui ne la dissimulent pas, les préoccupations de tout genre qui, chez eux, la font bientôt disparaître ou en préviennent l'invasion, la rendent moins violente et moins durable. Elle appartient avec tous ses excès, avec toutes ses conséquences, aux femmes, aux femmes seules; c'est pour elles seulement qu'on a créé le mot *coquetterie*. Soins physiques, régime, exercices, usages, mœurs, tout concourt à faire des triomphes de la coquetterie le but dominant de leur activité; tout concourt à leur apprendre que leur destinée sur la terre est de plaire, que l'admiration qu'elles exci-

(1) Térence, en proie aux douloureuses agitations qui accompagnent cette situation, s'exila volontairement de Rome pour ne pas donner à ses amis le spectacle de sa misère. Il s'en alla mourir seul et abandonné dans une ville d'Arcadie. Il semble s'être peint lui-même dans ces vers :

> Omnes, quibus res sunt minus secundæ, nescio quomodo
> Suspiciosi; ad contumeliam omnia accipiunt magis;
> Propter suam impotentiam se credunt negligi.

tent est la mesure des dons qu'elles ont reçus de la nature et de l'éducation. Voyez cette petite enfant qui s'occupe de sa poupée, avec quelle tendre sollicitude elle réclame pour cette petite image l'éclat d'une toilette élégante et gracieuse ! Voyez cette jeune fille, qui rend naïvement compte à ses compagnes des impressions qui l'ont assaillie dans un salon, des objets qui l'y ont frappée ; avec quel coup-d'œil elle a embrassé et discerné les diverses parures dont elle rappelle jusqu'aux moindres détails ! Certes, la nature a beaucoup fait sans doute, c'est elle qui a tout disposé pour que le désir de plaire animât la vie des femmes ; mais si ce désir devient une passion générale, s'il devient impérieux, violent, déréglé, c'est bien à l'éducation qu'il faut en faire les honneurs, à cette éducation oublieuse de l'âge mûr et de la vieillesse, qui ne s'adresse qu'à l'âge des plaisirs et des illusions.

Les résultats de cette éducation sont étranges. Pour bien les comprendre, informez-vous de la valeur de certains mots, dont les femmes ont imposé ou détourné la signification. Le mot *aimable*, par exemple, signifie-t-il dans le monde la qualité d'un homme digne d'être aimé ? Non certainement. Un homme n'est-il que beau, poli, complaisant, honnête, dévoué, excellent ; on ne dira pas pour cela qu'il est aimable. Pour obtenir cette flatteuse qualification, il faut qu'il sache manifester son admiration pour les charmes de son interlocutrice ; il faut qu'à ses qualités solides et agréables, il associe quelques *aimables* mensonges ; il faut qu'il s'occupe avec un art particulier de la personne à laquelle il parle. Un homme n'est aimable que s'il est habile dans l'art de faire vibrer adroitement la corde sensible. A ce prix, cet homme fût-il un repris de justice, un espion, un flibustier, il est déclaré aimable, tellement aimable, qu'il n'est pas rare de voir la sympathie des femmes les plus délicates, les plus élégantes, rayonner sur le front d'un criminel. C'est une victime de la calomnie, s'écrient-elles, c'est un héros méconnu ; et une croisade de femmes semble se jeter entre le bourreau et lui.

Ainsi se forment souvent les jugemens des femmes, sous l'influence d'une éducation qui exalte à un si haut point leur désir de plaire. Ainsi il leur arrive, sous l'impression d'un mot bien ou mal placé, de se faire une opinion non-seulement du mérite personnel d'un homme, mais encore de la vérité des doctrines qu'il professe. Nous ne serions pas étonné de rencontrer une femme qui aurait embrassé avec ardeur un parti politique, par cela seul qu'un des chefs de ce parti, élégant diseur et aimable convive, l'aurait agréablement émue par un compliment sur son joli pied.

Il est facile de concevoir après cela tous les troubles affectifs et intellectuels, tous les désordres de l'impressionnabilité et de l'innervation qui ont lieu, lorsque les hommages se retirent, lorsqu'au désir de plaire on oppose une indifférence polie et glacée, lorsque les triomphes de la coquetterie apparaissent pour la première fois, comme une chimère à laquelle il faut renoncer. Un désir qui, pendant l'enfance et la jeunesse, détermine dans tout le système nerveux les mille phénomènes d'innervation dont il est la source, qui, en quelque sorte, façonne un organisme et crée des habitudes profondes, lorsqu'il subit une pareille injure, lorsqu'il doit se retirer humilié et vaincu devant les déceptions cruelles de la réalité, un tel désir, quand la vie compte encore de longues années, est une source de bien cruelles souffrances!

C'est ici le lieu de parler du bal, qui doit être considéré comme un théâtre sur lequel le désir de plaire vient jouer le premier rôle. On songe rarement à toutes les circonstances que le bal réunit et aux troubles nombreux dont il est la source. Il importe pourtant qu'on y réfléchisse sérieusement. Remarquez ce costume, qui permet à de jeunes et pudiques filles de faire violence à leur pudeur, et de soutenir les regards d'un nombreux entourage d'hommes, à la clarté de mille bougies, sous l'empire d'un orchestre qui dirige tous les mouvemens, sous le prestige des parures et des flatteries inaccoutumées! Voyez cette danse qui rapproche les sexes, qui aventure une jeune fille dans les bras d'un jeune homme, à la causerie d'un inconnu! Assistez à ces apprêts de toilette, qui causent tant d'insomnie; songez à ces anxiétés, que fait naître l'attente d'un spectacle dans lequel on a un rôle à jouer, à ces hommages, à ces succès qu'on espère et qu'on redoute si vivement de ne point rencontrer ! Et ces déceptions amères qui viennent souvent troubler le moment d'un triomphe trop désiré ; et ces souvenirs qui prolongent de cuisantes douleurs toujours soigneusement cachées ! On n'a donc jamais pensé aux mille péripéties, aux innombrables et brûlantes émotions qui naissent des mille circonstances d'un bal ! Et cette atmosphère des salons, et cette exaltation qu'accroît la danse, et ces veilles qu'on fait durer jusqu'au matin et qu'on renouvelle si souvent ! combien toutes ces causes doivent agir sur les foyers ganglionnaires, sur le plexus solaire, sur le plexus hypogastrique surtout, et sur la matrice dont il convient de prévenir, au lieu de favoriser, l'activité toujours trop hâtive dans les grandes villes ! Il suffit d'avoir tenu compte dans la pratique médicale des causes qui produisent les phénomènes morbides d'innervation cérébro-viscérale, pour connaître la part qui appartient à l'influence du bal dans la production des désordres de la digestion et de la menstruation.

L'amour est une passion dont les effets ne sont si redoutables dans le monde, que par l'association de la coquetterie et de la vanité. Voilà pourquoi nous ne lui consacrons point un paragraphe spécial. Subjuguée par le désir de plaire, la femme coquette voit dans l'amour qu'elle inspire le plus brillant et le plus doux des hommages ; souvent elle compromet son repos, elle risque son honneur pour avoir le cruel plaisir d'allumer une passion et de porter le trouble dans un cœur. Sans doute, il lui arrive d'être quelquefois blessée par les traits qu'elle s'amuse froidement à lancer. Lorsque les hommages dus à la jeunesse, à la grâce, à la beauté, s'envolent avec l'espoir des triomphes et le charme des conquêtes, dépouillée du prestige dont elle abusait, elle revient à ses rêves d'amour ; alors seulement elle semble être sincère, passionnée, ardente ; mais il est trop tard. En proie aux agitations violentes du dépit, elle expie cruellement ses égaremens passés par des égaremens nouveaux. Mais tout cela, est-ce de l'amour ? Non. Ce qui prédomine, c'est encore la coquetterie, le désir de plaire, la triste vanité. Ne confondons point l'amour avec un sentiment qui puise ses plus vives émotions à une source qui lui est étrangère. Qu'on y fasse attention, la mélancolie amoureuse et l'érotomanie sont des variétés de l'aliénation mentale, dans lesquelles on remarque souvent les formes oppressives et expansives de la vanité autant que celles de l'amour (1).

Quant à l'amour, dégagé de l'alliage qui le complique trop généralement dans le monde, il consiste dans des émotions qui échappent à une froide analyse ; il n'y a pas dans le langage ordinaire des expressions qui en reproduisent fidèlement toutes les nuances. Aussi, plus heureux que les passions dont nous venons de parler, il échappe, sous ce rapport au moins, à l'influence d'un enseignement déterminé, d'une éducation spéciale et des exemples. L'amour n'est dangereux que par ses aveugles emportemens. Or la force expansive qu'il révèle dans ses violentes agitations, est l'effet d'une imagination exaltée par les descriptions des poëtes, par les récits des romanciers, par les expressions idéales de la peinture et de la musique. L'amour puise dans la poésie cette exubérance de vie qui le fait déborder sur tout ce qui lui fait obstacle, qui le rend à la fois impétueux et tendre, esclave et tyran. C'est par les arts d'expression plutôt que par un enseignement déterminé, qu'il subit l'empire de l'éducation. Nous y reviendrons dans le chapitre suivant, lorsqu'il s'agira de déterminer l'influence des arts d'expression en général et du roman en particulier, sur la production de la sur-excitation du système nerveux.

(1) On sait que la reine Victoria est devenue, pour plusieurs de ses sujets les plus obscurs, l'objet d'une passion insensée. Ces faits ne sont pas rares dans l'histoire de la folie amoureuse. S. A. R. le duc d'Orléans a été récemment réclamé par une pauvre fille de la province qui ne l'avait jamais vu. En général, les fous de cette catégorie sont convaincus qu'ils sont adorés et que des ennemis puissans s'opposent à l'union désirée.

§ III. De l'influence exercée par les enseignemens mystiques.

L'égoïsme, ainsi que nous l'avons dit, ne consiste pas seulement dans la recherche des satisfactions et des plaisirs qui ont leur sanction dans les enseignemens matérialistes. Il consiste aussi dans l'attachement aux jouissances mystiques, qui trouvent leur source et leur appui dans les enseignemens du panthéisme. Nous venons de passer en revue les diverses formes de l'égoïsme mondain ; nous avons maintenant à examiner les diverses manifestations de l'égoïsme ascétique.

Le mysticisme doit être nettement défini. Il importe de ne pas le confondre avec les croyances et les pratiques de l'orthodoxie religieuse, comme le font trop souvent les matérialistes ignorans, pour lesquels non-seulement toute croyance, mais encore toute formule métaphysique qu'il ne leur est pas donné de comprendre, sont enveloppées dans une réprobation commune sous le nom de mysticisme. Nous aurons même soin, dans le but d'éviter toute confusion, de ne pas comprendre sous ce nom toutes les doctrines fantastiques et bizarres, toutes les théories *symboliques* et *figuriques*, qui ont été enfantées par des esprits égarés, pour nous plonger dans des rêveries sans issue, toutes ces interprétations alambiquées des livres saints que répandent de prétendus prophètes, des visionnaires et des illuminés, tels que Swedenborg, Jacques Bœhme, George Fox, saint Martin, etc. Enfin nous ne confondrons point le mysticisme avec la *mystiquerie* (Trévoux).

Le mysticisme présente deux formes principales qu'il convient de distinguer ; mais, auparavant, il faut en signaler le caractère commun. Ce caractère commun est un immense désir de bonheur, accompagné d'un profond mépris pour les choses créées. « Les préoccupations du monde extérieur, dit l'enseignement mystique, sont sujettes à l'instabilité, et la douleur les accompagne ; recherchez plutôt les biens impérissables, les joies de la béatitude éternelle. Le corps est sujet à la souffrance, aux infirmités, à la vieillesse, à la mort; le monde est une source de douloureuses déceptions, de trompeuses apparences; méprisez le corps et le monde, pour vous attacher à Dieu seul, qui est le bonheur suprême, inaltérable, indestructible. » Telle est la forme la plus générale, empreinte d'un profond égoïsme, qui caractérise les enseignemens mystiques. Posséder Dieu, s'identifier à Dieu, rentrer dans le sein de Dieu, telles sont les formules consacrées par ces enseignemens, pour exprimer la fin de l'homme, le but de l'activité humaine ! Nous ne rappellerons pas ici celles qui sont répandues par les plus ardens propagateurs de l'exaltation mystique. Nous y reviendrons bientôt.

Quant à la différence qui existe entre les deux formes du mysticisme que nous avons signalées, elle repose moins sur le but, qui est le même pour l'une et pour l'autre, que sur l'emploi des moyens et sur la valeur que dans chacune on attache aux œuvres de dévotion.

Expliquons-nous. L'ascétique est pénitent ou contemplatif; il est dominé par les sollicitudes de l'expiation ou par les délices de l'identification suprême. Pour le premier, les œuvres de religion sont des œuvres méritoires; pour l'autre, ces œuvres sont de simples exercices propres à favoriser la comtemplation. En d'autres termes, la délivrance de l'âme est pour l'ascétique pénitent, le prix de ses pratiques et de ses mortifications intéressées; tandis que pour l'ascétique contemplatif, proprement dit, la délivrance n'est point un résultat mérité par les œuvres, mais plutôt l'effet d'une intensité d'intuition contemplative, à laquelle certaines pratiques ont la propriété de conduire son esprit. En un mot, la première de ces deux formes consiste à renoncer au monde, et à braver toutes les souffrances de la vie ascétique pour purifier l'âme de la souillure qui résulte du péché; la seconde consiste à renoncer au monde et à braver toutes les souffrances de la vie ascétique, pour amoindrir les obstacles, qui, du sein des choses créées, s'opposent à la conquête de l'ineffable ravissement de la béatitude contemplative. C'est ainsi que d'un côté le mysticisme prend la forme oppressive de la vie pénitente, tandis que de l'autre il prend la forme expansive de la vie extatique. Dans l'un, le bonheur n'est encore qu'une espérance mêlée de crainte; dans l'autre, il est déjà une inexprimable réalité.

Quoique les deux formes de l'égoïsme ascétique que nous venons de caractériser, présentent dans l'histoires de leurs origines et de leurs développemens, des différences assez grandes, nous les confondons dans une appréciation commune, en ayant plutôt égard aux divers résultats pathologiques qu'elles tendent à produire, qu'aux signes différentiels auxquels on les reconnaît. Nous n'oublions point que nous avons une tâche à remplir, dans laquelle il n'est pas nécessaire de se montrer très-habile théologien. Nous donnerons donc le nom de mysticisme à toutes les doctrines qui réclament soit des *pratiques* d'expiation, soit des *exercices* de contemplation, dans le but d'opérer, avec ou sans préoccupation des mérites qui y sont attachés, l'union de l'âme à Dieu, ou, en d'autres termes, sa déification (1).

Les termes étant ainsi définis, nous voudrions pouvoir entrer dans quelques détails sur l'histoire du mysticisme, de son origine et de ses progrès. Il serait peut-être utile de faire connaître les principes qui ont donné naissance à cette doctrine religieuse, les raisonnemens qui ont servi à la propager sur la plus grande partie du globe et les aberrations auxquelles il a donné lieu au sein

---

(1) Il y a une théologie mystique qui est une connaissance infuse de Dieu et des choses divines, qui émeut l'âme humaine d'une manière douce, dévote et affective, et l'*unit intimément à Dieu*, éclairant l'esprit et échauffant la volonté, d'une manière affective et extraordinaire. (*Dict. de Trévoux*, art. Mystique.)

« Theologia mystica, dit le père Gordier, est sapientia *experimentalis* Dei affectiva, divinitus infusa, quæ mentem ab omni inordinatione puram, per actus supernaturales fidei, spei et charitatis cum *Deo optime conjungit.* » Le même auteur, en commentant sa propre définition, ajoute : « Non enim hæc theologia est otiosa sterilisve speculatio, sed sapidissima contemplatio, quæ suavissimo (cujus quidem in hac vita capaces sumus) sapore spirituali mentem imbuit, multo delectabilius eam afficit quam ab ullo spiritualium illarum deliciarum inexperto concipi aut credi possit, etc. » B. Corderii, *Societatis Jesu theologi.* (*Ad mysticam theologiam*, opera sancti Dyonisii, Areop. II.)

même du christianisme. Des recherches que nous avons faites à ce sujet nous permettraient d'apprécier la part d'action qui appartient à l'éducation sociale et privée dans la production des troubles affectifs et intellectuels résultant des préoccupations mystiques et attribuées avec tant d'exagération à l'influence des climats et à celle des conditions physiologiques de race et de tempérament. Mais, malgré l'intérêt qui s'attache à une question aussi vivement agitée, nous n'osons nous engager dans une digression qui pourrait ressembler à une dissertation théologique, et qui, à ce titre, déplairait à un grand nombre de lecteurs. Nous serions en effet dans la nécessité de montrer les origines et les développemens du panthéisme mystique, de présenter le tableau de la lutte qui a régné universellement entre cette doctrine et les enseignemens de la religion sociale et positive. Nous serions dans la nécessité de donner la raison historique de cette lutte, dont l'origine remonte aux premières insurrections qui eurent lieu, au sein de la société hindoue, et dans les autres sociétés païennes, contre le dogme ancien de la chute et de l'expiation par les œuvres. Nous serions en un mot dans la nécessité de traiter des questions d'histoire et de théologie, qui nous entraîneraient dans une exposition approfondie de faits curieux sans doute, mais étrangers à notre travail. Nous devons donc nous renfermer dans les limites que nous impose la spécialité de notre sujet (1).

Pour déterminer l'action des enseignemens mystiques sur la production des désordres intellectuels et affectifs qui caractérisent certaines variétés de l'aliénation mentale, il importe d'examiner l'emploi des moyens les plus généralement répandus, à l'aide desquels ces enseignemens parviennent à subjuguer les imaginations.

(1) Un seul mot à cet égard. La doctrine de la chute ayant donné lieu à la doctrine de l'expiation par les œuvres, le panthéisme mystique eut pour objet de promettre à des castes inférieures, que cette doctrine condamnait aux œuvres pénibles, le salut et la délivrance finale de l'âme, par la seule contemplation, par la science de l'unification, par la foi à l'identité de l'âme et de l'être suprême. Cette révolution à la fois religieuse et sociale remonte à plusieurs siècles avant l'ère de la Rédemption, qui devait mettre fin aux deux systèmes opposés.

Ces moyens peuvent se réduire aux quatre catégories qui suivent :

Les idées du bonheur suprême répandues par les auteurs mystiques.

Les exercices de contemplations et les pratiques d'expiation recommandées comme conduisant au bonheur suprême.

L'intervention des croyances et des pratiques superstitieuses.

Les exemples et les arts d'expression.

Nous allons passer successivement en revue les trois premières catégories, réservant au chapitre suivant l'appréciation rapide de l'influence exercée par les exemples, par les arts d'expression et par le culte.

Nous aurons soin dans l'examen auquel nous allons nous livrer, de produire des citations curieuses, qui nous serviront plus que tous les récits et que toutes les analyses, à montrer la richesse et l'exubérance des moyens à l'aide desquels l'éducation sociale et privée intervient, à certaines époques et dans certains pays, dans la production de l'exaltation mystique. Nous n'éprouverons que l'embarras du choix. Quelques rapprochemens entre les moyens usités chez les peuples les plus divers, sous l'empire des institutions religieuses les plus opposées, ne seront pas sans intérêt.

A. *Des idées du bonheur suprême répandues par les auteurs mystiques.* — Les doctrines mystiques répandues chez les païens vont nous occuper les premières. Nous parlerons ensuite des doctrines mystiques répandues chez les chrétiens. Il importe de montrer cette conformité de langage, expression d'une ancienne identité de doctrine, qui caractérise en tout temps et en tout lieu les enseignemens du panthéisme mystique. Toujours et partout, mêmes exhortations, mêmes efforts, mêmes entraînemens ayant pour objet de produire dans les esprits les merveilleuses transfigurations désignées en théologie mystique par les noms, d'*extases*, de *ravissemens*, d'*insensibilité*, d'*impassibilité*, d'*unions déifiques*, d'*élévations*, de *transformations*, etc., (1)

____

(1) Saint François-de-Sales, *Introduction à la vie dévote.*

et en pathologie par les noms d'hallucination, de monomanie orgueilleuse, de mélancolie religieuse, de catalepsie, etc.

Que dit en effet le fondateur vénéré du panthéisme mystique du Védanta (1) : « Quand le sage aperçoit l'être tout-puissant, quand il aperçoit la cause éternelle, alors abandonnant la croyance des bonnes et mauvaises œuvres, il devient parfait, il obtient l'absorption entière. »

« Le sage qui a reconnu que Dieu réside dans toutes les créatures, oublie toute idée de dualité ; il est convaincu qu'il n'y a qu'une seule existence véritable, qui est Dieu ; alors il dirige ses sens vers Dieu seul, l'origine de la connaissance de soi-même, il concentre sur lui tout son amour, détachant son esprit de tous les objets mondains, par une application continuelle de l'âme sur Dieu ; une personne ainsi dévouée à Dieu est estimée la plus parfaite parmi les adorateurs de la Divinité (2). »

« Il n'y a pas d'autre moyen, dit un autre docteur du mysticisme hindou, d'obtenir la délivrance finale que la connaissance. Sans la connaissance la béatitude ne peut être obtenue. Celui qui comprend l'invisible essence, ayant rejeté l'idée de forme et de distinction, existe dans l'Être suprême vivant et heureux. Absorbé dans ce grand esprit, il n'observe pas la distinction de percevant, de perception et objets perçus, il contemple une existence infinie, heureuse, qui est rendue manifeste par sa propre nature. L'âme étant éclairée par la méditation attentive et brûlant du feu de la connaissance, elle est délivrée de toutes ses impuretés, et brille de sa propre splendeur, comme l'or qui est purifié par le feu. Quand le soleil de la connaissance spirituelle s'élève dans le cœur, il chasse les ténèbres, il pénètre tout, il embrasse tout, il illumine tout. Celui qui a fait le pèlerinage de son propre esprit, un pèlerinage dans lequel il n'y a rien concernant la place

---

(1) Doctrine théologique des Védas enseignée par Vyasa, et opposée à la doctrine des œuvres, qui est contenue dans ces livres sacrés.

(2) Moundaka Oupanischada.

et le temps, qui est partout, dans lequel ni le chaud, ni le froid
ne sont éprouvés, qui accorde une félicité perpétuelle et une délivrance de toute peine, celui-là est sans action, il connaît toute
chose et il obtient la béatitude éternelle (1). »

Telle est la théorie du bonheur mystique qui est enseignée dans
l'immense littérature sacrée du panthéisme hindou. Elle y est reproduite de mille manières, avec une variété et une richesse d'expressions qui étonnent et subjuguent l'imagination (2). C'est cette
théorie qui s'est répandue sous le nom de bouddhisme, dans la
Chine, au Japon, à Ceylan, dans la Tartarie, au Thibet, et qui
propagée, sous diverses dénominations, en Perse, en Égypte, en
Grèce, en Palestine, etc., a tenté de se glisser au sein du christianisme. Les théologiens chrétiens qui en ont adopté les données
principales sont si nombreux, leurs écrits sont tellement considérables, que nous serions bien embarrassés si nous voulions faire
un choix parmi les citations les plus capables d'en donner une
idée (3). Contentons-nous d'une seule que nous fournira le père

______

(1) *Atma Bodha*, ou la connaissance de l'âme, par Sankara Atcharya.

(2) Le *Bhagavatgita* tout entier est consacré à disserter sur l'excellence de cette
doctrine, et à recommander les exercices ascétiques les plus propres à assurer le
souverain bonheur. Il s'attache surtout à montrer, dans l'intérêt de toutes les castes,
que les œuvres ne sont pas mauvaises, qu'elles sont même bonnes, si elles ont lieu
sans égard aux mérites qui y sont attachés dans la religion vulgaire. Le Code de
Manou fait un pompeux éloge de la doctrine de l'union suprême ; mais il se garde
bien de la recommander à tous les hommes ; car une société ne saurait se conserver
avec un pareil système logiquement appliqué. Il en réserve les avantages au brah-
mane qui a rempli les devoirs de sa caste, qui surtout a eu soin d'assurer la durée
de sa race en devenant père de famille. Une série de poëmes vénérés, appelés *Pouranas*, ont reproduit la doctrine dont nous parlons sous mille formes mythologiques.
Elle règne encore de nos jours dans la plupart des écoles théologiques de l'Inde.

(3) Nous signalons entre autres écrits, le XXXVIIe chapitre des *Méditations de
saint Augustin* et le chapitre XXXIIIe du livre 3e de l'*Imitation de Jésus-Christ*, qui
sont un modèle du genre. Ils nous rappellent involontairement les deux citations de
l'antique littérature sacrée des Hindous, que nous venons de rapporter. « Que mon
âme s'élève vers vous, s'écrie saint Augustin, le bruit que fait en elle ce qui peut lui
rester de l'impression des choses sensibles, l'empêche d'entendre votre voix, impo-
sez-leur silence ; que mon âme elle-même se l'impose, qu'elle oublie tout être créé
sans s'excepter elle-même, pour s'élever vers vous, pour vous contempler à ja-

Cordier, qui a traduit et commenté le premier des docteurs de la théologie mystique], Saint Denis l'aréopagite. Cette citation un peu longue à la vérité, nous dispensera de toute autre, car elle résume toute la doctrine.

« L'intelligence naturelle, dit ce théologien, étant éblouie par tant de splendeur, l'âme ne voit point ce qui est dans le temps; s'élevant au-dessus de l'espace et du temps, elle acquiert un parfum de l'éternité. Dégagée de l'influence des images, de la distinction et de la considération des choses, elle sent que Dieu surpasse infiniment toutes les images corporelles, spirituelles et divines, que tout ce qu'il est possible de concevoir, de décrire, de nommer, est infiniment inférieur à l'essence divine et que cette essence ne saurait avoir un nom. Elle ignore cependant encore ce que c'est que ce Dieu qu'elle veut; mais lorsque par l'amour elle s'élance au-delà de l'intelligence, au-delà de toute pensée, lorsqu'elle s'élève au-dessus d'elle-même, alors elle s'absorbe dans la Divinité (a se deficiens in Deum profluit) et Dieu devient la paix et la jouissance suprême. Dans cette heureuse exaltation, l'âme s'écrie avec le psalmiste : Que je repose en paix et que je dorme dans le Seigneur ! Ainsi détachée d'elle-même, l'âme aimante, en quelque sorte anéantie, se répand dans l'abîme d'un éternel amour. Là, planant au-dessus de la science et de la sensibilité, elle ne sait, elle ne sent que l'ineffable amour qu'elle goûte. Elle se perd dans l'immense solitude et dans les pro-

mais... » «Tant que vous vivrez, dit Jésus-Christ, vous serez malgré vous sujet aux changemens ; mais l'homme sage et bien instruit des choses spirituelles, demeure ferme au milieu de tous les changemens, ne prenant point garde à ce qu'il sent en lui-même, ni de quel côté souffle le vent de l'instabilité; mais tournant les vues de son esprit vers l'excellente fin à laquelle tout doit tendre. C'est ainsi que me prenant pour l'unique objet de son intention, au milieu de tant d'événemens différens, il pourra constamment demeurer inébranlable et toujours le même, etc., chap. XXXIII, lib. 3. » Le pieux auteur de l'*Imitation* fait tenir ici à Jésus-Christ un langage qui rappelle celui que l'Être suprême tient dans le *Bhagavatgita*. « Les sens impétueux emportent avec violence l'esprit du sage lui-même; il faut donc dompter les sens, ne pas s'occuper des objets extérieurs et fixer continuellement l'attention suprême sur moi. *Bhagavatgita*, liv. 3. »

fondes ténèbres de la Divinité (in vastissima caligine Divinitatis), mais se perdre ainsi c'est plutôt se trouver. Là, dépouillant tout ce qui est humain et revêtissant tout ce qui est divin, elle se transforme, elle se change en Dieu, comme le fer placé dans le feu perd la forme du fer et se change en feu. L'essence de l'âme ainsi déifiée persiste néanmoins comme le fer qui, quoique tout en feu, ne cesse pas d'être le fer. Ainsi l'âme qui était froide devient ardente, qui était obscure brille, qui était dure devient molle. Elle se fait *déicolore* parce que son essence est pénétrée de l'essence divine. Tout entière transformée par la crémation de l'amour divin, toute liquéfiée, elle s'épanche dans la Divinité, et lui étant unie immédiatement, elle ne fait avec elle qu'un seul et même esprit, comme l'or et le cuivre ne font qu'une seule et même masse. Au reste toutes les âmes qui éprouvent ce bonheur, ne parviennent pas au même degré d'exaltation et de ravissement. Elles pénètrent dans le sein de Dieu avec d'autant plus de profondeur et d'élévation, qu'elles se fixent sur lui avec plus d'ardeur (1). »

C'est ainsi que la déification de l'âme humaine se trouve enseignée par les docteurs de la théologie mystique que Dieu, disent-ils, a donnée à l'homme pour être le principe de cette déification (2). C'est ainsi que se trouvent énoncés sous forme didactique, les principes de cette doctrine ascétique, qui sous la plume de saint François-de-Sales, a créé *telles perfections qui prométtent d'élever l'âme jusqu'à la contemplation purement intellectuelle, à l'application essentielle de l'esprit et vie superéminente* (3). C'est ainsi que nous voyons de pieux et saints personnages, vénérés par l'église comme des docteurs, qui ont, en effet,

(1) Balthazaris Corderii, societatis Jesu Theologi, *Icologe ad mysticam theologiam*, opera sancti Dyonisii areopagitæ, tom. I.

(2) « Diximus itaque cum sancto Dyonisio, Dei principalem beatitudunem, naturam Divinitatis, principium deificationis ex quo *deificandi deificantur* mysticam theologiam in salutem et *deificationem* hominum. » *Ibid.*

(3) *Introductiou à la vie dévote*, 3e partie, chap. 2.

àtant d'a utres égards enseigné et défendu la doctrine véritable, s'abandonner sous l'empire de ces *amoureuses extravagances*, dont parle Bossuet (1) à des conceptions réellement délirantes. Les exercices les plus étranges et les plus dangereux recommandés par eux, tendent nécessairement à rendre ces égaremens plus déplorables. Combien de prières, combien d'oraisons, combien d'actes, d'adorations, combien d'expressions poétiques et pittoresques, combien d'œuvres d'art, de légendes, de merveilleuses peintures ont été prodiguées par l'enthousiasme mystique !

Les citations que nous venons de faire nous mettent déjà sur la voie des efforts auxquels l'imagination est appelée à recourir pour atteindre le bonheur suprême, en s'abîmant en quelque sorte dans les profondeurs de l'immensité divine. Nous verrons bientôt que non-seulement il est des écrits dans lesquels se rencontrent les expressions d'une dévotion contemplative, ardente passionnée, mais encore qu'il existe des traités *ex professo* sur les divers degrés de perfection divine et de félicité ineffable, auxquels l'âme peut s'élever par les exercices ascétiques. Ils se distinguent en exercices d'esprit et en exercices de corps, lesquels se divisent et se subdivisent encore en un nombre plus ou moins considérable de pratiques. Nous en signalerons quelques-unes.

II. *Des exercices de piété et des pratiques de dévotion recommandés comme les plus propres à procurer le bonheur suprême.* — Il est difficile de séparer tout-à-fait ces deux ordres de moyens, car ils se confondent souvent dans une même vie de solitude et de contemplation ; de l'emploi des uns à l'emploi des autres, la transition est facile. Une seule observation à cet égard est nécessaire.

(1) Bossuet dit en parlant des mystiques : « Pour excuser leurs extases fanatiques et leurs amoureuses extravagances, ils allèguent ce passage de saint Paul : *Le Saint-Esprit prie en nous par des gémissemens inexplicables.* Si le Saint-Esprit prie en nous, disent les mystiques, nous devons nous abandonner à sa direction et nous laisser entraîner à l'impression divine en demeurant dans l'inaction... Les transports des mystiques sont plutôt des folies d'*amans insensés que les pieux ravissemens d'un amour divin.* » (TRÉVOUX.)

Dans les religions positives, c'est-à-dire, dans celles qui interviennent dans les institutions sociales et dans les actes principaux de la vie privée, les pratiques du culte tendent à prédominer. Intimement liées, dès l'origine, aux institutions politiques, le principe du salut par les œuvres doit nécessairement y prévaloir. Dans les religions abstraites, isolées, dans les religions hétérodoxes, ce sont les exercices tout individuels de piété qui sont plus généralement prescrits. Le principe du salut suprême par la contemplation, par la science de l'unification y prévaut. De là la diversité qui se fait remarquer dans le nombre et le caractère des aliénations mentales, qui résultent de ces deux variétés de l'enseignement religieux. La première s'allie plus aisément avec les préoccupations de l'expiation, avec la crainte exagérée de la damnation, avec les terreurs superstitieuses, tandis que la seconde s'allie davantage avec les espérances délicieuses d'une mysticité sans nuages. Celle-ci conduit plus particulièrement à la forme expansive et heureuse de la folie, tandis que celle-là conduit plus fréquemment à la forme oppressive et mélancolique. Ici triomphent les sombres agitations du démoniaque, là triomphe l'enthousiasme frénétique du visionnaire. L'un voit le beau côté et l'autre exclusivement le côté terrible. Voici d'abord les exercices de contemplation et les pratiques d'expiation recommandés par les docteurs du panthéisme mystique chez les païens. Nous rapellerons ensuite les exercices et les pratiques recommandés par les docteurs du mysticisme chez les chrétiens. Il sera facile d'appercevoir que les moyens prescrits ont pour objet principal de produire des hullucinations et des visions.

Nous lisons dans les *Oupanischadas* (1) : « Il faut retenir l'haleine, lier sa pensée à un objet particulier, raisonner en soi, selon les *Védas*, penser que l'âme est une avec Dieu. Retenir l'haleine, c'est l'attirer, ou la garder, ou l'expirer. Quand on l'attire, il

---

(1) Livres complémentaires des *Védas* attribués à Vyasa, le collecteur de ces livres sacrés. *Voyez* dans l'extrait de la traduction d'Anquetil, donné par Lanjuinais, le chapitre intitulé : *Méthode pratique d'unification*, vol. II, pag. 213 et suiv.

faut s'en gonfler pleinement ; quand on la garde, il faut rester sans mouvement et dire autant de fois le nom de Dieu *aum* ; quand on l'expire il faut penser que le vent est sorti de l'éther et va s'y absorber (1). Dans cet exercice, il faut se rendre aveugle, sourd et immobile comme un morceau de bois...... Voilà le procédé indiqué : avec un doigt on ferme une aile du nez, par l'autre on attire l'air, puis on la ferme avec un doigt, en pensant que le créateur est dans tous les animaux, dans la fourmi comme dans l'éléphant. D'abord on dit douze fois *aum* ; pendant chaque inspiration on doit dire quatre-vingts fois *aum*, puis autant de fois qu'il est possible, se représentant le Créateur comme un être parfait, et pensant qu'on peut le voir par le moyen de sa lumière. Faites cela pendant trois mois sans crainte, sans paresse, mangeant et dormant peu. Au quatrième mois les bons anges vous apparaîtront, au cinquième vous aurez acquis les qualités des anges, au sixième vous serez Dieu. »

« Avec le talon, bouchez l'anus, est-il dit encore dans l'*Oupnekat*, puis tirez le vent de bas en haut par le côté droit ; faites le tourner trois fois autour de la seconde région, ensuite au nombril qui est la troisième, puis à la quatrième qui est au milieu du cœur, puis à la cinquième qui est à la gorge, puis à la sixième qui est dans l'intérieur du nez. Là retenez le vent, il est devenu celui de l'âme universelle ; alors pensez au grand *aum* qui est le nom du Créateur, la voix universelle, pure et indivisible, qui remplit tout, qui est le Créateur. »

Dans le *Bhagavatgita* (2), il est prescrit : « de se tenir dans la solitude, dans une contrée pure, sur un siége qui ne soit ni trop haut ni trop bas, qui soit couvert de vêtemens ou d'une peau de gazelle ou d'un peu d'herbe sacrée, de dompter ainsi ses sens,

(1) Dans le panthéisme hindou, l'air subtil ou l'éther, partout répandu, est souvent considéré comme le véhicule de l'essence suprême ; il est l'emblème de l'être universel, voilà pourquoi l'air auquel l'éther se mêle doit être retenu, voilà pourquoi, quand il est expiré, il faut penser qu'il s'absorbe dans cette essence.

(2) Liv. 6, 11 et 16, traduction latine de Schlegel.

ses pensées et ses actions, en se purifiant soi-même, de tenir le corps, la tête, la nuque, immobiles; de regarder fixement la pointe du nez (1) sans détourner les yeux, de rester calme, libre de crainte, chaste, de ne songer qu'à Dieu, c'est ainsi que le yogui arrivera à cette tranquillité voisine de l'absorption. »

Ces sortes d'exercices doivent nécessairement produire de déplorables résultats chez les malheureux qui s'y livrent. « Les efforts physiques, la tension d'esprit nécessaire à ces sortes d'exercices, dit l'auteur d'un excellent ouvrage auquel nous empruntons quelques-unes de ces citations (2), doivent produire dans les sens et dans l'intelligence une irritation et une exaltation dont il est difficile de ne se pas faire une idée, surtout si l'on sait avec quelle persévérance les Hindous savent se soumettre aux plus cruelles pratiques de dévotion. » En effet, voici deux observations rapportées par un missionnaire, M. l'abbé Dubois (3), et fournies par deux Hindous qui eux-mêmes avaient failli devenir les victimes de ces enseignemens dont la date remonte à une haute antiquité.

« Je fus, dit l'un d'eux, quatre mois novice, sous un sanaysi. Je passai une bonne partie de la nuit éveillé, m'appliquant à éloigner de mon esprit toute pensée quelconque. Je m'efforçai de retenir ma respiration aussi long-temps que possible. Un jour je crus voir en plein midi une lune fort claire qui me paraissait s'agiter. Une autre fois je crus me trouver, en plein jour, au milieu de ténèbres épaisses. Mon directeur me félicita sur mes progrès, me prescrivit des pratiques plus pénibles; enfin fatigué de ces laborieuses contorsions, j'abandonnai le sanaysi et repris mon premier état. »

(1) Il existe dans d'autres livres sacrés des passages qui recommandent plus particulièrement de tenir les yeux fixés continuellement sur le nombril. Cette recommandation, renouvelée dans l'église grecque au xı^e siècle, donna lieu à la secte des palamites.

(2) Bottinger, *La vie ascétique, monastique et contemplative chez les Hindous et les peuples bouddhistes.*

(3) Vol. II, pag. 71.

L'autre Hindou raconta que son gourou (directeur spirituel) l'obligeait chaque jour de regarder fixement le firmament, sans cligner des yeux et sans changer de posture, « ce qui, dit-il, me causait des maux de tête. Je croyais voir des étincelles de feu, des globes enflammés et d'autres météores. Mon maître était devenu borgne par cet exercice. J'essayai un autre genre d'exercice, c'est de tenir toutes les ouvertures du corps exactement closes, de sorte qu'aucun des cinq *pranas* (vents) qui y sont ne puisse trouver d'issue pour en sortir. A cet effet, il faut s'introduire les deux pouces dans les oreilles, se fermer les lèvres avec le petit doigt et l'annulaire de chaque main, les yeux avec les deux index, et appuyer le doigt du milieu sur chaque narine, et pour boucher les ouvertures inférieures, croiser les jambes et s'asseoir perpendiculairement sur un des talons. Alors, tenant une des narines fortement comprimées et laissant l'autre libre, il faut respirer par celle-ci aussi long-temps que possible, et la fermant aussitôt, ouvrir l'autre et rendre l'air inspiré, en faisant des efforts prolongés de même. Il était d'une haute importance que l'inspiration ou l'expiration n'eussent jamais lieu par la même narine. Je continuais ce manége jusqu'à ce que, privé de sentiment, je tombasse en syncope. »

Voilà un échantillon des exercices de contemplation qui sont recommandés et pratiqués depuis un temps immémorial sous l'influence des doctrines panthéistes, répandues dans la plus grande partie de l'Asie, sur un nombre d'hommes au moins égal à celui des chrétiens répartis dans les diverses contrées du globe. Voici maintenant les pratiques d'expiation ou les mortifications méritoires.

Ouvrons pour cela le Code de Manou, ce monument encore respecté et remarquable à tant d'égards de l'ancienne religion positive, nous y lirons :

« Que l'anachorète..... se roule sur la terre ou qu'il se tienne tout un jour sur le bout des pieds; qu'il se lève et s'asseye alternativement, et qu'il se baigne trois fois par jour. Dans la saison chaude, qu'il supporte l'ardeur des cinq feux ; pendant les pluies, qu'il s'expose tout nu aux torrens d'eau que versent les nuages ; dans la froide saison qu'il porte un vêtement humide, augmentant par degré les austérités..... se livrant à des austérités de plus en plus rigoureuses, qu'il dessèche son enveloppe mortelle. »

« Qu'il se dirige vers la région invincible du nord-est et marche d'un pas assuré jusqu'à la dissolution de son corps, aspirant à l'union divine et ne vivant que d'eau et d'air (1). »

Il est une pénitence qui consiste à se couvrir entièrement de bouse de vache, à la laisser sécher, et à se faire brûler avec elle ; par ce moyen tous les péchés sont consumés et l'âme du pénitent va droit au ciel.

Dans le *Ramayana* il est parlé d'une pénitence qui consiste à se tenir dans une même position, sans rien manger, jusqu'à ce qu'on meure d'inanition. Se brûler vif est une pratique ancienne, en grande vénération chez les Hindous. On en trouve des exemples dans le *Ramayana* et dans les drames traduits par Wilson. On sait qu'un homme de cette nation se brûla à Athènes et qu'un autre se brûla à Pasagada, en présence de l'armée d'Alexandre au grand étonnement des Grecs (2). Si de nos jours le suicide par le feu est moins usité, il n'est pas rare de voir des pénitens, sur de bonnes recommandations sans doute, se noyer dans les fleuves sacrés ou se faire enterrer vivans. Il arrive ordinairement à la fête qui a lieu tous les ans près de Calabhaïrana, que huit à dix personnes se précipitent volontairement du haut d'un rocher (3), Turner (4), Moor (5) et Duncan (6), racontent qu'un pénitent ayant fait vœu de tenir ses bras en l'air pendant vingt-quatre ans, avait fait de grands voyages dans cette position. Déjà il était allé jusqu'à Astrakan et Moskou ; mais il mourut avant le terme fixé

(1) Liv. VI, pag. 31.
(2) Diod. de Sicile, liv. XVII.—Arrien, *Expéd. d'Alexandre*, liv. VII, ch. 1er.
(3) *Asiatic Res.*, vol. VII, pag. 256.
(4) *Ambassade au Thibet*, tom. II, pag. 24.
(5) Moor, *Hindoo Pantheon*, pag. 162.
(6) *Asiatic Researches*, vol. V, pag. 37.

à sa pénitence. On parle dans l'*Asiatic researches* (1) d'un pénitent de Benarès qui couchait jour et nuit sur un lit recouvert de
pointes de fer. Dans les chaleurs de l'été, il s'entourait de feux ;
dans l'hiver il laissait tomber goutte à goutte de l'eau froide sur
sa tête.

Les mortifications qui ont pour but de produire l'union suprême, sont au nombre de 11 à 18 espèces. Celles dont nous venons de donner les exemples, sont *la racine de tout bonheur
divin et humain* selon le Code de Manou. Il n'est pas d'élévation
à laquelle on ne parvienne par *tapas* (2), il n'est pas de puissance qu'il ne procure ; il n'est pas de merveille que ne puisse
faire celui qui s'y livre (le tapasi). Les dieux secondaires eux-
mêmes voient avec jalousie les effets du *tapas* chez les hommes.
Si nous en croyons les poëtes inspirés, il n'est pas d'efforts qu'ils
ne fassent pour les empêcher de réussir. Les légendes parlent
sans cesse de la puissance que donne le *tapas*. Par le *tapas*
l'homme parvient à dominer les élémens, à vaincre la maladie
et la mort. Il obtient l'ubiquité, il possède tous les secrets de la
nature. Il est impossible de suivre ces légendes dans l'énumération des phénomènes surnaturels produits par le *tapas*, non-seulement chez les Brahmanes et les Boudhistes, mais encore chez
certains sectaires mahométans de l'Asie, de l'Afrique et de l'Europe. Tels sont chez les païens les enseignemens mystiques, à la
propagation desquels sont consacrées les plus précieuses ressources
de l'éducation sociale et privée. Sans vouloir nous engager dans
l'histoire de la magie, si vénéré dans ses origines, qu'il nous soit
permis de la signaler comme émanant des mêmes sources religieuses. Il existe entre le pénitent des légendes, sanctifié et devenu
Dieu par le mérite du *tapas*, et les magiciens de la tradition, une
analogie qu'il importe de constater. Nous ne devons pas oublier
cette analogie, qui semble révéler chez les diverses castes la prétention d'atteindre par les pratiques du culte, à la puissance réser-

(1) Vol. V.
(2) Degré très-élevé de mortification.

vée au savoir dans la caste sacerdotale. Quoi qu'il en soit, nous trouvons, dans ces pieuses et extravagantes narrations, la raison de la persécution, qui a fait jeter dans les bûchers tant de prétendus sorciers, tant de prétendus magiciens, persécution motivée sur ce que les actes merveilleux ou prétendus tels, qui n'émanaient pas de l'austérité des cloîtres, étaient regardés comme le résultat d'un pacte fait avec le diable.

Les exercices et les pratiques ascétiques ne se sont pas arrêtés là où s'arrêta le paganisme. Les moyens d'expiation et de contemplation les plus étranges se sont introduits, à la faveur des doctrines mystiques dont nous avons parlé, à la faveur du gnosticisme, du philonisme, du néo-platonisme, chez les Thérapeutes de la Haute-Égypte, chez les Pythagoriciens de la Grèce, chez les Esséniens de la Palestine, et enfin chez les Chrétiens eux-mêmes. Il suffit de rappeler quant aux Esséniens, les exercices et les pratiques dont parlent Josèphe et Philon.

Voici pour les chrétiens.

Les exercices de la contemplation consistent particulièrement, ainsi que nous l'avons vu, dans la représentation que l'âme, s'isolant par la pensée des choses sensibles, est appelée à se créer de l'Être suprême, et dans les ferventes aspirations de son amour ou de sa foi vers l'ineffable union.

Parmi ces exercices, la prière occupe une place importante. C'est dans la prière que l'âme est sollicitée, de mille manières, à produire les prestigieuses représentations d'une imagination égarée. On la distingue en oraison mentale et en oraison vocale. C'est celle-là qui est regardée comme la plus agréable à Dieu. Pour s'y préparer, dit un saint évêque déjà cité par M. Leuret (1), il faut : 1° se mettre en présence de Dieu ; 2° invoquer son assistance. Or pour se mettre en présence de Dieu, quatre principaux moyens sont nécessaires.

« Le premier gît dans une vive appréhension de toute la pré-

____

(1) Saint François-de-Sales, *Introduction à la vie dévote.*

*ence de Dieu, c'est-à-dire de penser que Dieu est en tout et partout... Le second consiste à penser que non-seulement Dieu est au lieu où vous êtes, mais qu'il est très-particulièrement en votre cœur et au fond de votre esprit... Le troisième, de considérer notre Sauveur, lequel en son humanité regarde du ciel toutes les personnes du monde, mais spécialement celles qui sont en prière. La quatrième de se servir de la simple imagination, nous représentant le Sauveur en son humanité sacrée, comme s'il était près de nous, ainsi que nous avons accoutumé de nous représenter nos amis et de dire : J'imagine de voir un tel, qui fait ceci et cela, il me semble que je le vois ou chose semblable. » (2ᵉ partie, 2ᵉ chap.)

L'âme, ainsi préparée par cet exercice préliminaire, passe à l'invocation de l'assistance de Dieu, dans laquelle il est permis de débuter par quelques paroles *courtes et enflammées. La fabrication du lieu* pourra servir efficacement à la méditation. Cette fabrication du lieu « n'est autre chose que de proposer à son imagination le corps du mystère que l'on veut méditer, comme s'il se passait réellement et de fait en notre présence. » Il s'agit par là de se représenter toutes les choses invisibles, comme si elles étaient visibles et sensibles, et de créer autour de soi par la pensée les circonstances locales décrites par les livres saints. (Chap. IV, 2ᵉ partie.)

Ce n'est pas tout, « il est bon pendant l'oraison mentale d'user de colloques et de parler tantôt à Notre-Seigneur, tantôt aux anges, et aux personnes représentées aux mystères, aux saints et à soi-même, à son cœur, aux pécheurs et même aux créatures insensibles, comme on voit que David fait en ses psaumes, etc. » (Chap. VIII, 2ᵉ partie.)

« Que s'il plaît à sa divine majesté de nous parler et de s'entretenir avec nous par ses saintes inspirations et consolations intérieures, ce nous sera un très-grand honneur et un *plaisir très-délicieux*; mais s'il ne lui plaît pas de nous faire cette grâce, nous ne devons pourtant pas sortir, et lors infailliblement il agréera notre patience, et une autre fois il nous favorisera et s'entretiendra avec nous par ses consolations, nous faisant voir l'aménité de la sainte oraison. » (Chap. IX.)

Ce n'est pas tout encore : « Il y a certains mots, aspirations et oraisons jaculatoires, qui ont une force particulière pour contenter le cœur, comme sont les élancemens semés si drus dans les Psaumes de David, les invocations diverses au nom de Jésus, et les traits d'amour qui sont inspirés au Cantique des Cantiques. » (Chap. XIII.)

Il y a trois présences de Dieu, dit un autre écrivain (1). Il est, selon un troisième docteur du mysticisme, trois degrés de contemplation et quatre degrés d'oraison (2). Le tout est couronné par l'onction spirituelle, les visions, les révélations, l'apparition, les locutions et voix intérieures et extérieures, l'odeur spirituelle, le goût spirituel, etc. Les trois degrés de contemplation sont la contemplation pure, la contemplation de Dieu dans les divines ténèbres ; la contemplation suprême ou Dieu dans l'*union suprême*. Les quatre degrés d'oraison sont : 1° l'oraison du sommeil des puissances ou du sommeil spirituel ; 2° l'oraison de suspension ou de ligature des puissances ; 3° l'oraison d'extase, de ravissement et de vol d'esprit ; 4° l'oraison de transformation et de déification. D'abord l'une qui, « par une grâce particulière de Dieu, s'élevant au-dessus des nuages et des fantômes que l'imagination s'est formée des choses sensibles, et au-dessus des idées et des espéces que l'entendement s'est formé des choses spirituelles, et de Dieu même, considère Dieu par les idées spirituelles acquises qui sont arrangées surnaturellement ou qui sont infusées de nouveau, etc. » Puis l'âme « considère la Divinité comme environnée d'une lumière inaccessible et lumineuse, qui par son éclat l'offusque et l'éblouit, le couvre de ténèbres lumineuse. » Ensuite elle « considère ces considérations, voit ses vues, discerne son discer-

(1) *Introduction à la vie intérieure et parfaite.* Voyez *Fragmens psychologiques sur la folie*, par M. Leuret.
(2) *Lettres spirituelles sur l'oraison mentale.*

nement, examine si sa tranquillité est tranquille, si sa quiétude est quiète. » Cette tâche accomplie, « la quiétude et le repos de l'âme augmentant, les puissances de l'âme sont comme dans un doux et agréable assoupissement durant lequel *l'âme s'oubliant de toutes choses et de soi-même*, se repose tranquillement en Dieu et opère d'une manière si simple et si tranquille, qu'elle ne s'en aperçoit pas. » Arrivée à ce terme, l'âme « se perd elle-même, ne sachant où elle est, ni ce qu'elle fait..... L'extase se fait peu à peu, le ravissement avec violence et impétuosité qui ravit et enlève l'âme, et le vol avec une si grande vitesse et facilité, qu'il semble que l'âme est prête de se séparer du corps et de s'envoler. » Après cela la déification commence, « l'âme semble moralement divinisée et transformée en Dieu. » Alors toutes les puissances de l'âme sont remplies de délices. Il y a « *jubilation spirituelle, ivresse spirituelle, écoulement spirituel liquéfaction de l'âme* (1), *blessure ou plaie d'amour, réveil de l'âme* ou *éclair spirituel.* » Puis enfin les hallucinations intellectuelles et sensoriales viennent abîmer l'âme déifiée dans les plus vives, dans les plus ineffables voluptés. Le corps lui-même « *goûte des saveurs très-douces ;* « *il est quelquefois pénétré de parfums et d'odeurs très-agréables.* »

On le voit, l'enseignement mystique concernant les exercices de la contemplation, conclut directement, volontairement à l'hallucination. C'est un appel aux plus dangereuses émotions, au délire affectif et intellectuel. Est-il nécessaire de multiplier les citations ? Qu'on ne s'imagine pas que les livres dans lesquels cette forme de l'égoïsme se fait jour, soient des livres rares, des livres enfouis dans la poudre des bibliothèques. Ces livres sont très-nombreux, il en est qui sont répandus par milliers dans les villes et dans les campagnes (2). Quoique l'Église n'ait jamais approuvé

____

(1) Cette métaphore est employée par les mystiques de l'Inde comme par ceux de l'Europe.

(2) Voyez surtout la Vie de sainte Philomène, répandue par notre clergé avec tant d'autres petits traités.

les doctrines exceptionnelles dont ces livres sont l'expression, et qu'elle les ait quelquefois condamnées, elle les tolère cependant en présence des maux dont, d'un autre côté, l'incrédulité et l'égoïsme matérialiste menacent la société. A ces sortes d'exercices se joignent chez les catholiques les pénitences et les mortifications qui en augmentent merveilleusement la puissance. Le jeûne, la flagellation, les macérations, la solitude, la vie sédentaire, etc., ajoutées aux exercices spirituels que nous venons de décrire, associent à l'influence des enseignemens mystiques, celle de la mauvaise direction du régime et des exercices.

Chez les protestans, cette dernière influence n'est pas à craindre, mais elle est remplacée par celle qu'exerce le principe du libre examen. « Les sectes protestantes, dit l'abbé Grégoire, paraissent être celles qui ont produit le plus de théosophes, auxquels conviendrait peut-être une autre dénomination. Peut-être en trouverait-on la raison dans la maxime d'interpréter l'Écriture d'après l'esprit privé. Une vaine présomption porte l'homme à se prévaloir de ses lumières et quelquefois à se croire favorisé d'inspiration immédiate. Cette situation de l'âme conduit souvent à la théomanie. »

Le nombre et la variété des doctrines mystiques enseignées par les différentes sectes protestantes, le nombre et la variété des exercices recommandés par leurs docteurs sont si grands, si considérables, que nous devons renoncer à en faire même l'énumération. Il ne s'agit pas seulement chez eux des exercices spirituels, il s'agit encore pour quelques-uns, des exercices corporels les plus extravagans.

Il en est qui, prenant à la lettre ces paroles de l'Écriture : *Le royaume des cieux veut être pris par violence, criez du ciel, levez les mains vers le ciel*, élevèrent en Amérique sur la tige du méthodisme des sectes dont les membres furent appelés plus tard *jerkers* et *barbers* (secoueurs et aboyeurs). « On voit des congrégations religieuses composées quelquefois de dix à douze mille personnes, de tout âge, de toute couleur, des deux sexes, qui sautent, chantent, dansent, crient, rient, pleurent, écument, se roulent, s'évanouissent par centaines ; dans une seule de ces assemblées le nombre des maniaques tombés en pamoison, s'est élevé à huit cents (1). L'enthousiasme se communique par le rapprochement des individus. Les *rolling exercices* consistent à tourner rapidement comme les derviches, jusqu'à ce que couverts de sueur les figurans tombent par terre, quelquefois dans l'eau et dans la boue (2). Alors on les porte dans un lieu convenable, on prie et on chante autour d'eux. Ces personnes tombées en pamoison perdent la parole. A ces explosions se distinguent les *jerkers* ou *secoueurs*. Ils commencent par des branlemens de tête, en avant et en arrière, ou de gauche à droite, qui s'exécutent avec une inconcevable rapidité ; bientôt le mouvement se communique à tous les membres, et les secoueurs bondissent dans toutes les directions. Les grimaces sont telles que la figure est méconnaissable, surtout parmi les femmes qui n'offrent plus que l'aspect hideux d'un costume en désordre. Plusieurs fois on a remarqué que ces transports se communiquaient sympathiquement, et prenaient le caractère d'une affection nerveuse. On cite un ministre presbytérien qui, en haranguant sa congrégation contre cette manie, en fut atteint subitement et devint lui-même jerker. Dans les tavernes, on a vu des joueurs, des buveurs, jeter tout-à-coup les cartes, les verres, les bouteilles et se livrer aux folies qu'on vient de décrire, et qui ne sont pas encore le dernier terme de dégradation auquel sont descendus des êtres à figure humaine ; car la prime est sans doute aux *barkers* ou *aboyeurs* qui marchent à quatre pates comme les chiens, grincent des dents, grognent, hurlent et aboient (3). » Lambert et Talbot qui ont vu ces scènes de désordre et qui les ont décrites dans les

(1) Les ministres pérorent avec véhémence. Les têtes se montent ; les inspirés tombent à la renverse, en criant : *Glory glory*. Les Jumpers du pays de Galles font la même chose en criant : *Gogoniant gogoniant*.

(2) Les réunions ont lieu la nuit dans un bois.

(3) *Histoire des sectes religieuses*, par l'abbé Grégoire, tom. IV, 2e édit.

relations de leurs voyages, ont cru être témoins d'accès *de rage*, c'est l'expression de l'un d'eux. Talbot vit lancer des chaises contre le plancher avec fureur, une femme étendue sur son dos, se tordant les mains, s'arrachant les cheveux, jeter ses bras autour d'une de ses voisines et la renverser avec violence. Ce voyageur ajoute qu'ayant interrogé des assistans sur le motif de cette farce religieuse, ils répondirent gravement que leurs assemblées se tenaient toujours de la même manière et qu'ils ne s'y plaisaient que quand l'esprit agissait sur eux aussi puissamment (1).

Long-temps avant que de pareilles sectes prissent naissance dans son sein, le méthodisme avait déjà été remarqué, comme procédant, dans certaines contrées, de manière à troubler la raison d'un assez grand nombre d'adeptes. « L'Angleterre et surtout le pays de Galles virent des scènes analogues à celles de nos convulsionnaires et des fanatiques des Cévennes (2). Dans un rapport sur l'épidémie convulsionnaire du comté de Cornouailles par le docteur Cornish, on cite un homme de quarante-huit ans devenu fou par des prédications méthodistes; un visionnaire se pend de peur de pécher contre le Saint-Esprit (3). Un autre dans le paroxisme du délire, se suicide après avoir détruit toute sa famille. Le docteur Perfect, et d'après lui Pinel et Matthey (4), assurent que le méthodisme a multiplié le nombre des personnes tombées en démence, et que l'aliénation causée par l'enthousiasme religieux est la plus facile à guérir. Ces extases du délire sont réputées un renouvellement de l'esprit religieux. On ose les comparer à la descente du Saint-Esprit sur les ministres assemblés (5).

Il est d'autres sectaires qui s'appuient sur un passage de l'Écri-

(1) *Cinq années de résidence au Canada*, par Éd. Allen Talbot, tom. II, pag. 147 et 149.

(2) *Voyage en Écosse*, par Necker de Saussure, pag. 168 et suiv.

(3) *Revue britannique*, 1829, pag. 44; *Anti-Jacobin*, tom. V, pag. 187.

(4) Pinel, *Traité médico-philosophique de l'aliénation mentale*, pag. 41 et 270; Matthey, *Recherches sur les maladies de l'esprit*, pag. 356.

(5) *Histoire des sectes rel.*, par l'abbé Grégoire, tom. IV, pag. 463.

ture pour prescrire la danse comme un moyen de glorifier Dieu. *La langue*, disent-ils avec le Psalmiste, *doit célébrer les louanges, les pieds et les mains doivent remplir le même devoir*. Ce sont les *shakers* qui, sous la direction d'Anne Lee, sont en même temps *antigénérationistes* ou contraires au mariage et à la propagation de l'espèce. Il est dans l'église grecque, en Russie, une secte détachée du Raskolwisme, dont les membres sont appelés égorgeurs ou tueurs. C'est spécialement dans leur parti, dit Grégoire, d'après Sthall, que se manifeste la frénésie du suicide, qui est regardé comme un martyre conduisant à l'éternelle félicité. Il en est qui se coupent la gorge; d'autres qui cherchent la mort en s'enfonçant dans des marais profonds. Ainsi l'on voit dans les régions du septentrion, au sein du christianisme, se reproduire les scènes de suicide qui, dans les régions du midi, ont lieu au sein du brahmanisme (1).

Arrêtons-nous, car un sujet malheureusement si fécond, ne saurait jamais être épuisé. Nous en avons dit assez pour déterminer l'influence d'une mauvaise direction des exercices et des pratiques du mysticisme sur la production de la sur-excitation du système nerveux et d'un certain nombre de maladies graves qui en sont un effet consécutif.

C. *De l'intervention des pratiques et des croyances superstitieuses* (2). Les superstitions sont les débris épars et inco-

(1) Rappelons une donnée étiologique qui résulte de l'étude des faits, et que nous avons énoncée plus haut. Dans la folie religieuse, la forme expansive et orgueilleuse est le résultat fréquent du mysticisme contemplatif, tandis que la forme oppressive, mélancolique, le suicide, sont presque toujours le résultat des préoccupations de l'expiation. Si cette dernière forme s'est montrée chez quelques méthodistes anglais, c'est qu'il est parmi eux des prédicateurs qui vouent à l'enfer et au démon tous ceux qui n'ont pas, comme eux, été élus et prédestinés. Quant à ces derniers, la certitude du salut leur donne une attitude bien différente.

(2) Le mysticisme proprement dit, c'est-à-dire le système de la délivrance de l'âme par son union avec l'Etre suprême, n'implique point nécessairement les croyances et les pratiques superstitieuses. Loin de là, le mysticisme, dans les pays où il a pris naissance, s'est élevé dans la haine de toutes les œuvres de religion; il a repoussé la doctrine de la pluralité des dieux, celle des transmi-

hérens d'un ou plusieurs anciens cultes qui ont creusé de profonds
sillons dans les traditions populaires. Ce sont les traces encore
vénérées des enseignemens antiques qu'une religion nouvelle n'a
pu anéantir ni transformer complètement. Cette définition nous
semble vraie. Nous n'en acceptons point d'autres. Nous tenons à
ce que l'on ne puisse dire d'une croyance ou d'une pratique,
qu'elles sont superstitieuses, par cela seul qu'elles peuvent paraître extravagantes à quelques esprits. Tout enseignement qui propage une croyance religieuse, dont l'existence est démontrée
d'origine païenne, antérieure au christianisme et contraire à la
doctrine de l'Église, est pour les chrétiens un enseignement superstitieux. Au sein du christianisme sont rangées parmi les
croyances superstitieuses, les erreurs de l'antiquité celtique et
hindoue, grecque et romaine, concernant la magie, l'astrologie,
la sorcellerie, la divination, les présages, les augures, les aruspi-
ces, la nécromancie, les oracles, l'interprétation des songes, la
théurgie, les sibylles, la cabale, les talismans, la présence des démons en chair et en os, les incubes, les succubes, les diables fa-

grations; il abandonne ces croyances au vulgaire qui ne pouvait s'élever jusqu'à
la hauteur de ses conceptions. En effet, le mysticisme consiste dans les efforts de
l'esprit, ayant pour objet de se représenter Dieu comme l'être seul réellement exis-
tant, comme le foyer dans lequel l'âme doit s'abîmer pour y trouver la béatitude
ineffable qui lui est enseignée comme la fin pour laquelle elle existe. Ces aspirations
du mysticisme réclament à la vérité le concours d'exercices plus ou moins bizarres,
regardés comme pouvant les rendre plus efficaces; mais elles ne réclament point nécessairement le concours des erreurs extravagantes que l'on désigne sous le nom de
superstitions. La logique le veut ainsi; mais l'histoire nous démontre que les choses
ne se passèrent point comme nous pourrions le croire. Les deux systèmes opposés se
firent des emprunts réciproques, et le mysticisme exagéra ses pratiques, comme
nous avons vu que dans la religion positive on abusa des exercices contemplatifs.
Nous ne nous arrêterons donc point à disserter sur la part plus ou moins grande qui
appartient à l'un et à l'autre de ces systèmes dans l'intervention des superstitions;
ainsi que nous l'avons déjà dit, nous laissons aux théologiens et aux historiens le
soin de résoudre de pareilles questions. Nous devons, à cet égard, nous borner à
signaler ce fait, que le mysticisme se trouve allié, dans la plupart des religions, à
des croyances et à des pratiques superstitieuses. Nous allons en esquisser rapidement les principales.

miliers, la lycanthropie, le vampirisme, les revenans, les lutins, les sylphides, les fées, le mauvais regard, les enchantemens, etc. Ce sont, en un mot, toutes les croyances qui ont leurs origines dans les diverses couches religieuses qui se sont succédé dans la suite des temps, dont les débris se montrent encore épars sur la surface du globe, et qui s'effaceront partout à mesure que le christianisme étendra ses conquêtes sur le paganisme.

Les superstitions occupent une trop grande place dans les annales de l'esprit humain, pour que nous puissions en raconter ici les tristes et déplorables résultats. Nous devons nous borner à un exposé rapide de l'influence de quelques-unes d'entre elles, sur la production de la sur-excitation du système nerveux. Nous devons d'ailleurs ne nous occuper que de celles qui ont joué un grand rôle au sein des sociétés européennes. Ces superstitions principales sont : 1° La croyance à la puissance et à la corporéité des démons, à la sorcellerie, à la magie, à la lycanthropie; 2° La croyance aux revenans, aux vampires, aux esprits, etc.

La puissance et la corporéité des démons (1) sont une croyance superstitieuse que nous devons regarder comme étant étrangère au christianisme, quoiqu'elle ait été admise par d'illustres Pères de l'Église, à l'imitation de quelques philosophes anciens. Cette croyance, qui rappelle le manichéisme et qui a sa source la plus éloignée dans la religion de Zoroastre, est néanmoins répandue dans les campagnes chez tous les peuples chrétiens. Il n'est pas de village, qui, si

______

(1) Le mot *démon* avait chez les Grecs une signification bien différente de celle qu'il a aujourd'hui. Ce nom correspondait à ceux de génie, d'esprits, d'anges; il était donné aux êtres divins chargés de s'occuper des choses du monde et de l'homme; selon quelques auteurs, le soin de diriger les phénomènes de l'univers était confié aux dieux, et les démons étaient les intermédiaires entre ces dieux et les hommes. Ce fut sous l'influence du christianisme que la signification fut complètement changée. Les démons devinrent les anges déchus, chargés, par opposition aux anges fidèles, d'exercer dans les enfers l'office de bourreaux et de jouer auprès de l'homme le rôle de tentateurs. C'est ainsi que les génies du paganisme et les mauvais anges furent enveloppés sous un anathême commun.

on en croit la tradition locale, n'ait été le théâtre de quelques exploits faits par le diable en personne. De là des hallucinations plus ou moins extraordinaires, de là des frayeurs plus ou moins funestes. Nous ne répèterons point tout ce qui a été et est encore enseigné sur les qualités physiques des démons, sur leur nature aériforme, sur la subtilité de leur corps, sur leur agilité, sur leurs formes, sur leurs facultés de divination, sur l'étendue de leur pouvoir sur l'homme, etc. Nous ne voulons point rappeler les idées extravagantes auxquelles les plus beaux génies du christianisme n'ont pu se soustraire, tant était profonde l'empreinte que les doctrines du paganisme avaient laissées dans les esprits. De grandes discussions ont été soulevées à ce sujet entre les théologiens, et le problème a été souvent résolu dans le sens de la superstition. Le mysticisme a puisé dans ces erreurs ses plus extravagans délires. Plus le désir de s'unir à Dieu, par expiation, émeut et excite les hommes, plus ils sont épouvantés de l'aspect hideux, de la puissance terrible, des ressources formidables de cet éternel ennemi de la délivrance des âmes. Placés ainsi sous le joug d'une terreur que tout autour d'eux concourt à faire naître, leur esprit s'égare, ils croient voir, entendre et toucher le diable. Telle est l'origine de ces déplorables hallucinations qui ont régné universellement pendant plusieurs siècles, qui règnent encore de nos jours dans plusieurs pays, et dont les exemples se rencontrent encore en France (1). Telle est l'origine de ces hallucinations, dont Luther lui-même, cet ardent réformateur des superstitions tolérées par l'Église romaine, fut le jouet avec la plupart des théologiens de son époque et de sa secte (2). Les plus remarquables de ces hallucinations sont celles qui ont donné naissance aux incubes et aux succubes; ce sont encore celles qui ont fourni les procès-verbaux des séances du sabbat, les merveilleux récits des assemblées dia-

(1) Esquirol en cite deux cas dans son ouvrage *Des maladies mentales*, article DÉMONOMANIE, t. I, pag. 482.

(2) *Voyez* l'article LUTHER dans le *Dictionnaire historique* de Bayle.

boliques. De la croyance à la puissance et à la corporéité des démons à la doctrine de la sorcellerie, de la lycanthropie, il n'y a qu'un pas. Ce pas a été aisément franchi.

Les démons n'ont pas été seulement représentés comme prenant à volonté des formes corporelles, comme exerçant dans le monde un pouvoir surnaturel, ils furent encore regardés comme faisant participer à leur puissance les personnes qui avaient avec eux des relations intimes; bien plus, ils furent expressément reconnus comme pouvant s'emparer de la personnalité de l'homme, comme pouvant enchaîner sa liberté, comme pouvant aussi *posséder* l'âme humaine, et étendre à toutes ses manifestations le prétendu pouvoir du possesseur. C'est ainsi que, au sein du christianisme, s'est conservée une ancienne croyance qui semble incompatible avec le dogme de la Rédemption (1).

Malgré cette apparente incompatibilité dogmatique, il est constant que les formules d'exorcisme existent encore dans le rituel de l'Église romaine, et que ces formules sont mises en usage (2).

La croyance à l'intervention des démons, dans la vie privée et

(1) En effet, les Chrétiens étant rachetés par le sacrifice de Jésus-Christ et par la grâce du baptême qui en fait participer les mérites, ou en d'autres termes le *prince du monde* étant, dans le baptême, vaincu par le *Rédempteur*, il est surprenant que la doctrine de la possession puisse encore prévaloir. Cet enseignement, d'ailleurs, repose plutôt sur un usage traditionnel que sur une affirmation dogmatique; il paraît même contradictoire à la doctrine de la grâce, à celle de la liberté et à celle de sacremens. Toutefois, comme il ne nous appartient point de décider ici une question d'orthodoxie, il nous suffit de signaler les effets déplorables qui suivent quelquefois cet enseignement.

(2) Nous en connaissons une récente application faite en 1838, dans un village des Alpes, en Piémont, par autorisation de l'autorité pontificale. Les détails nous en ont été rapportés sur les lieux mêmes par des personnes qui avaient pris part ou assisté à la cérémonie. Nous n'avons pu voir la malade, alors absente, qui avait été l'objet des sollicitudes les plus extravagantes, et sur laquelle on répandait les bruits les plus étranges. Les médecins nous ont appris qu'elle avait des accès d'hystérie, comme on en voit tant à Paris. Il est inutile de dire le retentissement déplorable que cette sanction donnée à la superstition par l'autorité ecclésiastique a dû produire dans la contrée. Les esprits en étaient vivement ébranlés; le gouvernement de la province avait dû intervenir par une proclamation afin de les calmer.

sociale, fut la source des plus grands désordres affectifs et intellectuels, auxquels les bûchers et les échafauds furent loin de remédier (1). D'un côté, des hommes, des femmes, des enfans, se persuadent qu'ils ont assisté au sabbat, qu'ils ont eu des entretiens
avec le diable, qu'ils ont vu des personnes signer avec lui un
pacte, dans lequel elles donnaient leur âme en échange d'un pouvoir surnaturel. De l'autre, les ecclésiastiques et les magistrats,
sur de simples soupçons aussi barbares que superstitieux, frappè-
rent des malheureux, prétendus sorciers et magiciens, de l'excom-
munication religieuse et civile, et des milliers de victimes périrent
par le feu. Or rien n'était plus propre à propager cette déplorable
superstition. Combien d'hommes célèbres par leur intelligence et
par leurs écrits, qui ont donné leur assentiment, dans des temps
peu éloigné de nous, à la doctrine dont elle émane (2)!

L'origine de la lycanthropie, comme celle de la sorcellerie, de la
possession, de la magie, etc., remonte aux plus anciennes époques
du paganisme. L'histoire de Nabuchodonosor en est une preuve.
Virgile parle des herbes vénéneuses qui avaient la propriété de
transformer en loup et d'opérer d'autres prodiges (3). Pline,
après Hérodote et Mela, qui ont signalé ces sortes de transformations comme étant assez fréquentes, les nie positivement. Saint
Augustin assure que certaines femmes en Italie se convertissaient
en chevaux par une sorte de poison, etc. Au 14ᵉ et au 15ᵉ siècle,
la lycanthropie prit un caractère particulier, par son alliance avec
les préjugés de la sorcellerie et de la possession. Hecker raconte

____

(1) A la fin du siècle dernier, vers 1790, on brûla encore un prétendu sorcier à
Coire (Suisse).

(2) « C'est une impiété, s'écrie en 1740 un auteur qui a écrit *contre* les superstitions, *de nier qu'il puisse y avoir des sorciers*, c'est une bêtise de les placer partout. »
Legendre, *Traité historique et pratique de l'opinion.* Voilà où en étaient les meilleurs
esprits. Il en est qui se bornaient à trouver que le système de procédure à l'égard
des accusés de sorcellerie n'offrait pas assez de garantie.

(3)   Has herbas atque hæc.....
           His ego sæpe lupum fieri, se condere silvis
           Vidi.   (Églog. 8.)

qu'un grand nombre de lycantropes furent brûlés en Prusse. Bodin en parle comme il parle en général des possédés, dans son traité sur la *démonomanie*. Il est des cas de monomanie homicide qui, rattachés par le vulgaire à cette folie (1), passaient probablement sous ce nom.

Dans la croyance aux vampires, aux revenans, aux esprits familiers, le démon cesse d'être en jeu ; et par conséquent l'intervention des superstitions y devient plus étrangère aux enseignemens du mysticisme. Nous n'en dirons qu'un mot. Ce sont des morts qui quittent leurs tombeaux pour sucer le sang des vivans ; ce sont des âmes qui viennent réclamer les prières des parens et des amis. Ce sont des esprits qui sont la source de toutes nos déterminations les plus sages ou les plus insensées.

Le vampirisme a étendu ses ravages dans une grande partie de l'Europe, au commencement du 18e siècle. Quelle est la raison qui a donné naissance à cette conception délirante, devenue si gravement contagieuse? on l'ignore.

La crainte des revenans est très-répandue dans les campagnes. Elle rappelle les apparitions des mânes dans l'antiquité. L'effroi qui en résulte pour les enfans, la pusillanimité qu'elle fait naître à tout âge, doivent être signalés comme des causes fréquentes d'épilepsie. Nous connaissons des personnes qui, grâce à d'aussi funestes terreurs, ne peuvent rester dans l'obscurité sans d'horribles angoisses.

Quand aux esprits familiers, ils rappellent les génies qui, selon une ancienne tradition payenne, sont préposés à la protection de chaque homme. On sait ce qu'on a dit de Socrate à cet égard. On en a fait un halluciné (2), ce qui est une conclusion un peu forcée. Quoiqu'il en soit, cet exemple nous prouve que cette croyance, superstitieuse aujourd'hui, n'a rien de dangereux pour la raison, lorsqu'elle n'est pas troublée par d'autre cause, comme elle l'était trop malheureusement chez le Tasse.

(1) *Fragmens psychologiques sur la folie*, par M. Leuret, Paris, 1834, p. 107.
(2) Le *Démon de Socrate*, par M. Lelut. Paris, 1836, in-8°.

§ IV. De l'influence exercée par les enseignemens contradictoires.

Nous n'avons besoin que de signaler les enseignemens contradictoires pour en faire concevoir tous les inconvéniens. Tels sont les enseignemens religieux répandus avec un certain zèle dans une classe de la société et qui n'excluent point les habitudes d'une vie mondaine et déréglée et les enseignemens contradictoires de l'exemple. Il n'est pas rare de voir les mêmes personnes qui ont été cathéchisées le matin, se plonger le soir, sous la direction de leurs mères, dans les enivrantes émotions d'un bal, dans les plus vives sollicitudes de la coquetterie. Cette contradiction entre les enseignemens et la direction pratique de la conduite des enfans se manifeste sous toutes les formes. Nous ne parlerons pas des doctrines où se rencontrent des données qui s'excluent les unes les autres, où la logique est sacrifiée, où le matérialisme, le panthéisme mystique se cachent sous quelques dehors de spiritualisme; ces doctrines-là sont universellement répandues dans les écoles et dans le monde. Bornons-nous à faire remarquer que lorsque les hommes échappent par leur conduite, à la logique des enseignemens qu'ils ont reçus, c'est plutôt pour subir le joug de leurs passions que pour les dominer. Aussi devrons-nous ranger les enseignemens contradictoires parmi les enseignemens mauvais dont il a été question dans les paragraphes précédens.

CHAPITRE IV.

De l'influence exercée par les moyens auxiliaires des enseignemens sur la production de la sur-excitation du système nerveux et des maladies qui en sont un effet consécutif.

Arrivé au point où nous sommes, avec les élémens d'appréciation physiologique et étiologique qui précèdent, nous pourrons marcher rapidement, et nous borner, pour ainsi dire, à une simple énumération. On connaît d'une part l'influence exercée

par la mauvaise direction des idées et des sentimens sur la production de la sur-excitation du système nerveux ; on connaît, de
l'autre, l'influence exercée par les exemples, par les arts d'expression, par les récompenses et les peines sur la production des
phénomènes affectifs et intellectuels. Il ne s'agit donc plus que
de signaler les circonstances dans lesquelles l'intervention des
moyens auxiliaires de l'éducation morale concourt à la mauvaise
direction des sentimens et des idées ; il ne s'agit plus que de signaler les exemples, les arts d'expression, les récompenses et les
peines dont le concours éducateur vient prêter son appui aux
enseignemens matérialistes et mystiques (1).

(1) Ici nous devons nous arrêter devant une difficulté. Il est des faits assez nombreux et très-graves de sur-excitation nerveuse qui peuvent être le résultat d'un
fait d'imitation sympathique, qui peuvent être produits par une œuvre d'art, qui
peuvent survenir sous l'influence d'une récompense ou d'une peine, sans que, dans
chacun de ces cas, l'éducation soit responsable. Ainsi, un homme est témoin dans la
rue d'un accès d'épilepsie, et il devient épileptique. Une dame voit un tableau au
Musée, elle assiste à une représentation dramatique, et elle se trouve mal, elle a une
attaque de nerfs. Un criminel, en apprenant sa condamnation, est frappé d'aliénation mentale. Ces faits de sur-excitation du système nerveux, ces troubles de l'impressionnabilité et de l'innervation, qui ont lieu accidentellement en dehors de tout
enseignement, indépendamment de toute mauvaise direction des sentimens et des
idées, doivent-ils entrer dans le cadre qui nous est tracé dans ce chapitre ? Non assu-
rément ; car ils rentrent dans le domaine général des appréciations étiologiques.
Nous n'entretiendrons pas nos lecteurs de faits de ce genre.

Il est néanmoins des maladies nerveuses qui ont régné épidémiquement, par voie
de propagation sympathique, sous l'empire d'exemples contagieux et qui nous semblent mériter une attention particulière. Devons-nous soustraire à notre examen des
faits de cette importance, sous le prétexte que, dans ces terribles invasions, les ex-
exemples produisent des phénomènes d'innervation imitative, indépendans de toute
intervention éducatrice ? Nous ne le croyons pas. Il y a dans la plupart de ces épidémies autre chose qu'un fait accidentel d'imitation, il y a autre chose qu'un fait
d'automatisme physiologique. Nous voyons planer au-dessus des faits physiologiques
les plus graves et les plus extraordinaires l'influence funeste des égaremens favorisés par l'éducation sociale, un retentissement funeste des enseignemens matérialistes
et mystiques, une direction mauvaise des sentimens et des idées. Dans cette conviction, nous n'hésitons pas à placer les affections nerveuses qui se sont répandues sur
la multitude par voie d'imitation sympathique, au nombre des maladies dont les
mauvais enseignemens, secondés par de funestes exemples, doivent être regardés
comme la source. Telles sont, par exemple, les chorées épidémiques de l'Allemagne,

§ I. De l'influence exercée par les exemples, les arts d'expression, les récompenses et les peines sur la production des diverses formes de la sur-excitation nerveuse, qui résultent de l'absence d'un but d'activité honorable et sérieux.

Il est des exemples qui concourent à propager l'oisiveté et tous les troubles de l'impressionnabilité et de l'innervation dont elle est la source. La négligence d'un enseignement d'un but d'activité trouve dans les exemples un auxiliaire funeste. La contagion des mauvaise habitudes qui en résultent est toujours dangereuse. On sait que la fréquentation des oisifs, est, pour les jeunes gens les mieux intentionnés, un véritable fléau. La manie des voyages, du déplacement, des vaines et stériles agitations se propage sympathiquement. Les plaintes que causent l'ennui et le dégoût, les railleries qu'engendre le mépris de toute chose sérieuse, l'explosion capricieuse des désirs les plus opposés et des émotions les plus diverses, sont des manifestations à l'aide desquelles les exemples agissent sur la centralité nerveuse. Elles y déterminent des phénomènes d'innervation imitative en même temps qu'elles donnent naissance à des sentimens et à des idées que l'hygiène et la morale réprouvent également. Il suffit quelquefois d'une seule personne pour donner le *ton* à toute une famille, à tout un cercle d'amis, à toute une classe de personues, à toute une ville.

Les œuvres d'art, qui n'expriment aucun sentiment, qui ne sont propres qu'à produire des émotions fantastiques plus ou moins vives, plus ou moins agréables, concourent à propager les désordres de l'impressionnabilité et de l'innervation, qui naissent de l'absence d'un but d'activité. Telles sont les productions futiles d'une littérature facile, d'une musique coquette, d'une peinture capricieuse. Les récompenses qui viennent combler les vœux des hommes de loisir, et les peines qui apportent avec elles les tourmens de l'oisiveté, sont également dangereuses. Lorsqu'un

de la Pouille et de l'Abyssinie, telles sont les convulsions du cimetière de Saint-Médard, en France, etc. Voyez Hecker, *Mémoire sur la chorée épidémique.* (Annales d'hygiène publique et de médecine légale, t. 12, pag. 312.)

oisif est honoré des faveurs du gouvernement, lorsqu'il est fêté et considéré par ses concitoyens, il offre à la société un exemple déplorable. Ses succès, considérés sous le rapport de l'éducation sociale, sont un malheur public. Lorsqu'un coupable est condamné à l'oisiveté d'une prison, il est exposé d'une part à la contagion du plus funeste des enseignemens, à la contagion des exemples et des infâmes entretiens, et de l'autre, à tous les troubles de l'impressionnabilité et de l'innervation qui résultent d'une vie solitaire et inactive. Le régime cellulaire qui est essayé depuis quelques années pour éviter l'un de ces dangers, ne semble pas avoir diminué l'autre. Nous n'avons point ici à prendre part au débat qui s'est engagé entre des observateurs également honorables touchant l'influence du régime cellulaire sur la production de l'aliénation mentale des détenus (1). Il nous suffit de le signaler.

§ II. De l'influence exercée par les exemples, les arts d'expression, les récompenses et les peines sur la production des diverses formes de la sur-excitation nerveuse, qui résultent de l'enseignement d'un but d'activité matérialiste.

Les exemples, les arts d'expression, les récompenses et les peines prêtent leurs puissant concours aux enseignemens qui ont pour résultat de propager : 1° le libertinage ou le désir immodéré des plaisirs sensuels et des émotions du jeu ; 2° la pusillanimité ou le désir immodéré et inquiet du bien-être physique ; 3° l'ambition ou le désir d'une position brillante et élevée ; 4° la coquetterie ou le désir immodéré de plaire.

A. *De l'influence exercée par les moyens auxiliaires des enseignemens sur la production des diverses formes de la sur-excitation nerveuse qui résultent du libertinage.* — C'est dans les exemples que prend trop souvent sa source la plus funeste des habitudes, celle de l'onanisme, qui occupe une place si considérable dans l'étiologie des diverses formes de la sur-excitation du système nerveux. La contagion de l'exemple, à cet égard, est très-redoutable dans les institutions où plusieurs élèves sont

(1) Moreau Christophe, *De la mortalitéet de la folie dans le système pénitentiaire.* (Annales d'hygiène, t. 22, p. 5.)

réunis en communauté. Cette funeste habitude, prélude des excès du libertinage, est encore le résultat des productions littéraires et pittoresques où l'obscénité la plus révoltante prend un costume quelquefois hideux, souvent attrayant, toujours dangereux. Ne devons-nous pas appeler la réprobation générale sur certaines statues que l'on étale dans les jardins publics, sur les peintures et sur les gravures que les marchands de nos rues les plus fréquentées exposent à tous les regards, malgré la censure dont les lois ont armé la police! Ces sculptures, ces peintures, ces gravures, ne produisent-elles pas chez les jeunes adolescens les effets de l'exemple, en s'adressant à leurs aptitudes sympathiques en même temps qu'à leur imagination, en provoquant les désordres si nombreux de l'onanisme et du libertinage qui, comme on l'a dit, souillent à la fois l'esprit et le corps. Les mœurs publiques proscrivent la nudité des personnes et elles s'accomoderaient de la nudité des figures, idéalisées par toutes les ressources du sensualisme!

Toutes les œuvres d'art littéraires et pittoresques, qui donnent aux émotions du libertinage une forme aimable et attrayante, sont des œuvres mauvaises. Nous voyons trop souvent la faveur publique accueillir de pareilles œuvres, pour que nous ne les signalions pas au mépris de ceux qui nous lisent. Il est triste de penser que le talant du poëte, de l'artiste, fait quelquefois pardonner l'immoralité de l'œuvre. Cela n'a point lieu sans péril pour la moralité et pour la santé publiques, également menacées.

Nous croyons devoir parler ici des doctrines propagées par certains romans et qui ont pour but de faire haïr le mariage en le représentant comme un état d'esclavage pour la femme. Ignorantes et légères, les héroïnes de ces romans, qui posent devant nous comme de malheureuses victimes, ne semblent pas se douter que le mariage est une institution dont tous les bénéfices (à n'envisager que les intérêts de l'égoïsme) sont incontestablement pour la femme. C'est par le mariage qu'elle cesse d'être un instrument de plaisir dont l'homme dispose à son gré. On voit que le principe de la fraternité chrétienne a passé par là. Le jour où la femme fut unie à son époux par un prêtre chrétien, elle avait conquis un rang et des droits que l'antiquité lui avait refusés. Eh! bien, en présence de cette éclatante vérité, des femmes ont répandu dans la société des romans dans lesquels elle était misérablement travestie, des romans destinés à appeler la sympathie des jeunes personnes sur les héroïnes *condamnées* par la *dure* loi du mariage, à contenir les élans impétueux du cœur et à *subir* les soins d'honnêtes et prosaïques maris !

Les lois sont presque muettes en présence des excès du libertinage; les peines rares qu'elles prononcent, sont souvent appliquées avec une indulgence qui semble annoncer une sympathie coupable, plutôt qu'une intention éducatrice. A côté de cette application rare et incomplète des peines, remarquez la considération dont jouit le libertin, au sein de notre société, dans les classes supérieures. Pourvu qu'il soit élégant, le vice y est adoré, on ne le repousse que s'il porte des haillons. Le *mauvais sujet* est devenu un homme aimable dont on vante les triomphes avec une légèreté que rien n'égale, et les parens qui, dans leur famille, racontent en riant les succès galans d'un ami, exigent que leurs enfans soient sages ! Les maris et les frères qui tiennent à cet égard des propos frivoles ou coupables, prétendent veiller sur l'honneur de leurs femmes et de leurs sœurs !

B. *De l'influence exercée par les moyens auxiliaires de l'enseignement, sur la production des diverses formes de la sur-excitation nerveuse, qui résultent de la pusillanimité.* — Nous désignons sous le nom de pussillanimité cette variété de l'égoïsme, que distingue un désir excessif du bien-être physique, de la conservation d'une santé en quelque sorte idéale, source de l'hypochondrie, qui en est le forme oppressive. Ce désir puise dans les exemples et dans les expressions du culte une influence quelquefois dangereuse.

« Indépendemment de l'ennui que fait éprouver le commerce des hypochondriaques, dit M. Dubois (d'Amiens), du tourment que causent leurs plaintes continuelles, il y a du danger pour les esprits prédisposés à vivre toujours près d'eux. Les pensées se mettent naturellement en harmonie ; on compatit à leurs maux réels ou supposés, on en cherche avec eux les causes ; on s'inquiète de leur violence, de leurs durées, de leurs suites ; on peut aller plus loin, on peut aussi faire un retour sur soi-même. Ajoutons que les hypochondriaques ont cela de particulier, qu'ils cherchent sans cesse à établir des comparaisons entre des situations et les leurs, non pour y trouver pour eux des motifs de sécurité, mais comme pour faire naître en vous des craintes et des sujets d'inquiétude. C'est une sorte de contagion morale, une propagation amenée par une série d'idées et de réflexions particulières. Cette propagation est d'autant plus active, qu'elle va droit à la source, au principe de l'hypochondrie (1). »

Il est des époques où de terribles épidémies fondent sur les peuples et moissonnent les populations. Il arrive alors que le culte intervient, avec la solennité de ses chants et de ses processions, avec la pompe de ses cérémonies, pour appaiser la colère divine. L'imagination, déjà frappée par l'aspect et par le récit exagéré de ces scènes de désolation, trouve dans cette pieuse intervention, une source d'idées et d'émotions qui propagent la terreur et l'effroi. Le glas des cloches, les chants funèbres, les prières publiques, les appels à la pénitence, les prédications, les marches processionnelles, etc., portent sans cesse la pensée sur les symptômes précurseurs de la maladie ; chacun s'écoute sentir, s'émeut au moindre signal, et la contagion de la peur accélère, détermine l'invasion tant redoutée. On remarque dans les populations un mouvement, une agitation qui révèlent des préoccupations ayant à la fois pour objet les terreurs de la vie présente et celles de la vie future. Lorsque les maladies qui règnent épidémiquement sont des affections nerveuses, il est aisé de concevoir les effets sympathiques de ces imprudentes manifestations.

C. *De l'influence exercée par les moyens auxiliaires de*

____

(1) *Histoire philosophique de l'hypochondrie et de l'hystérie*, Paris, 1837, pag. 138.

l'enseignement sur la production des diverses formes de la sur-excitation nerveuse, qui résultent de l'ambition. — Les exemples exercent une très-grande influence sur la propagation des désirs ambitieux. Qu'un homme nouveau surgisse et s'élève des rangs inférieurs, dans lesquels il était confondu avec nous, aux plus hautes régions de la renommée, de la puissance ou de la fortune, et la contagion ne tardera pas à produire ses effets. Plusieurs citoyens, qui n'eussent jamais rêvé de si rares triomphes, en présence de ce succès qui les étonne, commencent à réfléchir sur eux-mêmes. Ils découvrent qu'ils ont un mérite au moins égal à celui que la faveur publique vient de récompenser. Un désir jusqu'alors inconnu, et que soutient une espérance plus inconnue encore, prend naissance dans leur âme, et imprime une direction nouvelle à toute leur vie. Une fois lancés sur la mer orageuse et pleine d'écueils des convoitises ambitieuses, ils subissent toutes les conséquences de la passion qui vient de s'allumer. Tour-à-tour en proie au tourment de l'envie et aux douleurs de la déception, ils succombent, les malheureux, sous le poids d'une impuissance dont la conviction est quelquefois la dernière des infortunes. Lorsque les désirs ambitieux prennent ainsi la forme oppressive, ils conduisent fréquemment au suicide.

Les exemples donnés par les personnes dont une opulence soudaine est fastueusement étalée, sont un spectacle dont la société recueille de tristes fruits. L'éclat scandaleux et subit d'une fortune que rien n'explique ni ne justifie, impressionne ceux qui en sont témoins d'une manière souvent funeste. La foule se précipite dans les nombreuses entreprises, dont la cupidité habile et expérimentée connaît et dissimule le péril, et dont la cupidité novice et confiante subit les ruineuses conséquences. Ce qui accroît et multiplie les dangers de l'exemple, c'est la presse quotidienne. Enregistrant chaque jour les événemens vrais ou faux de la veille, portant en tous lieux les nouvelles des régions les plus lointaines, redisant mille fois les noms et la position des hommes dont elle entretient le public, et qu'elle fait connaître au monde entier, la presse quotidienne est la réalisation matérielle de cette renommée aux cent voix, dont l'antiquité ne possédait que l'idée abstraite. C'est elle qui donne aux désirs de réputation et de gloire un aliment sans cesse renouvelé par les exemples qu'elle met tous les jours sous les yeux, autant que par les moyens de satisfaction dont elle est en possession. Le désir de faire parvenir au loin son nom, environné d'un éclat vrai ou mensonger, est un des résultats les plus nombreux de la toute-puissance des journaux.

Les œuvres d'art qui expriment les émotions de l'ambition satisfaite, en leur donnant une forme attrayante et aimable, contribuent à répandre le désir des triomphes qu'elle recherche. L'Iliade était pour Alexandre une source inépuisable de rêves ambitieux. Les romans de chevalerie étaient pour les preux du moyen-âge une cause de vifs et ardens désirs de gloire. Toute œuvre d'art, dans les monumens publics, est à la fois l'expression d'un sentiment qui doit être propagé et une récompense flatteuse. Le talent, les succès, si la moralité publique, si les vertus sociales, si les sentimens patriotiques n'ont rien à y gagner, doivent être exclus de la galerie des gloires nationales.

Les distinctions répandues par le pouvoir sans discernement, sans égard au mérite réel, contribuent à propager les désirs ambitieux. Il est bon de remarquer que plus on prodigue les distinctions, plus on augmente le nombre des personnes qui les désirent, qui les exigent même, tout en diminuant le nombre de celles qui y attachent du prix. Il y a dans ce résultat une apparente contradiction, un fait physiologique qu'il est bon de caractériser. Les hommes d'un mérite ordinaire, qui constituent dans une société le grand nombre de ceux qui la composent, ne se distinguent pas par une portée de vue qui permet une vaste ambition; ils sont enclins à ne désirer vivement que des succès dont le spectacle leur est offert tous les jours, à de très-petites distances. Ils les désirent alors avec d'autant plus d'ardeur, que la facilité de les obtenir leur apparaît plus grande. Chacun se juge aussi digne que son voisin ou son confrère de la faveur reçue. Ainsi, des sentimens frivoles, souvent haineux et égoïstes, sont réveillés dans les cœurs. Ainsi se propagent, par la contagion de l'exemple, des désirs aussi embarrassans pour les gouvernemens que nuisibles à la moralité publique. Lorsque les distinctions ne portent point le caractère de récompense, loin d'appaiser les ambitions, elles ne font que les exciter. Une éducation sociale qui s'adresse à la vanité ne recueille que vanité.

L'impunité offre à la cupidité, à la fois coupable et heureuse, un abri souvent funeste. La justice n'atteint point les hommes qui, dépouillant habilement et *légalement* leurs concitoyens, savent s'enrichir à leurs dépens. Au lieu de cela, ne voyant que l'éclat de leur fortune sans en apprécier l'origine, la société s'empresse de leur confier les fonctions élevées qu'ils recherchent avec ardeur. Elle les met ainsi en mesure de faire perdre, dans la considération qui s'attache à de hautes fonctions, les derniers vestiges d'une réputation équivoque.

Les flatteries dont sont l'objet les jeunes gens, à peine au début de leur carrière, après le plus mince succès, sont une source de dangereuses émotions. Les désirs et les espérances acquièrent, sous l'influence de ces flatteries imprudentes, une intensité et une étendue jusque-là inconnues. C'est ainsi que souvent les parens et les instituteurs ouvrent eux-mêmes la voie qui conduit aux agitations de l'ambition, aux sollicitudes de la vanité et aux douleurs de la déception. Chez les artistes surtout, les éloges qui exaltent l'amour-propre, mettent quelquefois leur raison en péril; il suffit d'un insuccès pour accabler des âmes que de brillantes illusions ont imprudemment bercées.

D. *De l'influence exercée par les moyens auxiliaires des enseignemens, sur la production des diverses formes de la sur-excitation nerveuse, qui résultent du désir immodéré de plaire, ou de la coquetterie.* — Ici les exemples jouent un grand rôle. Nulle passion ne subit autant l'influence des propagations sympatiques, que le désir immodéré de plaire. Qu'une femme inconnue soit l'objet d'hommages empressés de la part d'une foule d'admirateurs, que son esprit sa grâce et sa beauté attirent sur elle tous les regards, un spectacle aussi nouveau portera ses fruits. Parmi les femmes qui auront été témoins d'un pareil succès, ou qui l'auront appris par les récits variés de l'enthousiasme et de l'envie, il y en aura un grand nombre qui ne mettront à profit toutes les ressources de la coquetterie, que pour lutter dignement avec l'heureuse rivale. On dirait qu'il y a dans le triomphe de la coquetterie une inexprimable jouissance dont les femmes seules ont le secret. C'est surtout par le contact de l'exemple, que les jeunes filles, à peine au sortir de leur enfance, sont engagées avec un entraînement souvent fatal dans la voie de cette singulière passion (1).

Les fictions de la poésie dans le drame et dans le roman offrent au désir de plaire un aliment inépuisable. Non-seulement elles idéalisent les jouissances que donnent les triomphes de la coquetterie, mais encore, envahissant le domaine des émotions de l'amour, elles donnent à ces jouissances les formes expressives d'un sentiment, dont tout le monde connaît la puissance.

Le désir de plaire et l'amour ainsi associés assurent au roman et au drame un empire dont il est difficile d'apprécier toute l'étendue. Les phénomènes d'impressionnabilité et d'innervation qui résultent des expressions sentimentales, dont la forme romanesque et dramatique disposent, sont tellement nombreux, si fréquemment reproduits, que l'analyse la plus minutieuse ne saurait jamais en énumérer les effets physiologiques et pathologiques. Qu'il nous suffise de faire remarquer que les idées, les sentimens et les émotions ou en d'autres termes les faits d'innervation intra-cérébrale ou cérébro-ganglionnaire dont ces œuvres d'art sont la source, portent leur influence dans les profondeurs de la vie organique, et que de nombreux désordres fonctionnels en résultent

---

(1) Il n'est pas rare de voir des enfans de quatre à six ans en subir déjà le joug à un très-haut degré. Une petite fille, âgée de cinq ans, il y a quelques jours, pleurait dans un salon, à chaudes larmes, en présence d'un succès que venait d'avoir une de ses petites compagnes.

fréquemment. L'observation nous apprend que de jeunes personnes ont dû l'apparition subite et inattendue de leurs règles à la lecture d'un roman ou à la représentation d'une scène dramatique. Il n'est pas rare de voir des accidens plus ou moins graves survenir dans les fonctions de la matrice et dans celles de l'estomac, sous l'influence des impressions affectives que les drames et les romans multiplient à l'infini.

Les héros et les héroïnes du roman ou du drame sont des personnages sur lesquels le poëte appelle l'intérêt des lecteurs et des spectateurs. Les héros sont doués de toutes les qualités qui font aimer un homme. Les héroïnes sont douées de toutes les qualités qui font aimer une femme. Or, ces prétendues qualités sont quelquefois des vices; au moins, derrière ce brillant et trompeur cortége dont le poëte entoure ses principales créations, se cache une immoralité honteuse, une immoralité que le poëte semble vouloir rendre gracieuse et aimable. Le héros ou l'héroïne triomphent, l'amour leur sourit, la foule les admire et les fête; on se sent entraîné vers eux par une secrète et puissante sympathie; le lecteur ou le spectateur, placés sous le joug du poëte, se trouvent, sans s'en douter, jetés sur le terrain glissant des passions, séduits par la forme adorable et gracieuse dont les excès les plus graves sont revêtus. C'est ainsi qu'un roman célèbre de Gœthe (Werther), a rendu pendant plusieurs années les préoccupations du meurtre et du suicide inséparables des émotions de l'amour. C'es ainsi que le drame de Schiller (les Brigands) a fait rechercher dans la vie aventureuse des expéditions qui conduisent à l'échafaud, les triomphes du désir de plaire et de l'amour. C'est ainsi que l'école littéraire dont Byron fut le maître et dont *Oberman* fut un chef-d'œuvre, a placé dans le domaine de l'amour les émotions voluptueuses réunies au meurtre de son semblable et à celui de soi-même (1). Le désir de plaire, sous l'empire de ces tendances littéraires, a revêtu des formes tantôt horribles, tantôt

(1) Voyez le rapprochement heureux fait par M. Falret, entre les émotions mélancoliques de René, idéalisées par M. de Châteaubriand, et les émotions qui précè-

grotesques. Il lui est arrivé d'abandonner celle du crime pour prendre celle de la phthisie. Oui, la phthisie a été le moyen à la mode pendant quelques années. Tout héros de roman devait être phthisique. Pour que les amans fussent dignes d'intérêt, il fallait qu'ils fussent poitrinaires. Un jeune homme ou une jeune fille dont la santé n'était point désespérée, étaient considérés comme de véritables porte-faix et à ce titre repoussés du domaine de la poésie amoureuse.

Il nous serait impossible d'énumérer toutes les extravagances d'une littérature à la fois sauvage et corrompue et des effets qu'elle a produits sur un grand nombre de jeunes intelligences. Avoir un visage pâle et défait, l'aspect sombre et cruel, porter sur son visage tous les traits du désespoir, exprimer de toutes les manières une pensée de suicide, prendre un costume en harmonie avec cette représentation théâtrale, telles sont les bizarreries de notre époque qui sont dues à cette littérature byronnienne dont le règne semble enfin être fini.

Ce n'est pas tout : à côté des héros du roman et du drame, à côté de leurs extravagans imitateurs se présente la triste et terrible réalité. Ne devons-nous pas signaler ici les funestes effets qui résultent de l'usage de raconter dans les feuilles publiques, tous les détails les plus intimes de la passion, s'exprimant par le meurtre et le suicide? Ces récits propagent à des distances éloignées, en les grandissant, tous les résultats réunis de l'exemple réel et de la fiction romanesque ou dramatique. Combien de personnes dont l'esprit n'aurait pas été éclairé sur les moyens de destruction dont l'homme dispose, dont la pensée ne s'était jamais arrêtée sur les horribles et minutieux détails d'une passion, d'un meurtre et d'un suicide, se sont vues entraîner insensiblement à tous les désordres intellectuels et affectifs qui s'expriment par le crime et que caractérise quelquefois une des variétés de l'aliénation inévitable. La presse quotidienne, par l'avidité déplorable avec

—dent de suicide des personnes à la fois oisives et romanesques. *De l'hypochondrie et du suicide.* Paris, 1822, page 47 et suiv.

laquelle elle recueille toutes les scènes d'horreur, semble vouloir stimuler, en ne cessant de montrer d'épouvantables réalités, le zèle des romanciers et des dramaturges modernes, qui, pour émouvoir le public, s'imaginent avoir besoin de multiplier les égorgemens, les empoisonnemens, les cadavres, de montrer au grand jour les orgies de l'inceste et de l'adultère.

Dans toutes les époques le désir de plaire et l'amour subissent le joug de la littérature contemporaine. C'est ainsi que les romans de chevalerie, les chants des troubadours et les légendes merveil-leuses dont l'Arioste et le Tasse nous ont conservé, dans un beau langage, les souvenir incomplets, ont propagé l'amour des nobles et périlleuses entreprises, *pour Dieu, la gloire et l'amour*. Le sourire de la beauté était un triomphe accordé comme récom-pense à la valeur généreuse. *Pour plaire à sa dame*, il fallait avoir été vainqueur dans un combat livré aux ennemis de la foi, aux ennemis de la patrie; il fallait avoir délivré un prisonnier, sauvé une victime de la force brutale. Époque singulière où l'am-bition, la coquetterie, l'amour et la foi catholique se confon-daient dans une même vie d'aventure guerrières et galantes, patriotiques et religieuses. Cette époque a produit ses extrava-gances comme elle avait eu ses grandeurs. Les combats sérieux se changèrent en tournois, les cours d'amour eurent leurs parodies, et la grande époque des croisades devint bientôt celle des folies amoureuses et chevaleresques. Ce changement inspira au mali-cieux Cervantés l'histoire de l'halluciné don Quichotte de la Manche, courant par monts et par vaux avec sa rossinante, et celle de l'écuyer Sancho Pança, monté sur un âne.

La coquetterie est développée chez les femmes dès la plus tendre enfance. C'est presque toujours par une parure nouvelle qu'on récompense et qu'on encourage leurs premiers essais, dans l'étude, dans le travail et dans les bonnes œuvres. Si on les châtie, c'est souvent parce qu'elles ont manqué de grâce, soit dans leur maintien, soit dans leur toilette.

§ III. De l'influence exercée par les exemples, les arts d'expression, les récompenses et les peines sur la production des diverses formes de la sur-excitation nerveuse qui résultent du mysticisme.

Les égaremens mystiques dont nous avons exposé, dans le chapitre précédent, les formes principales, ne se répandent pas seulement par l'enseignement, ils se répandent surtout par les arts d'expression. Ce sont les œuvres d'art qui ont le plus contribué à propager ces désirs immenses de béatitude mystique que nous avons signalés. C'est avec une fécondité vraiment merveilleuse que l'art s'est associé aux émotions du mysticisme. Il a déployé pour exprimer l'extase, pour exprimer les ravissemens de la contemplation, les plus admirables ressources, la plus grande magnificence. L'influence des exemples disparaît devant celle des beaux-arts; la réalité est bien faible auprès des expressions sentimentales du culte, auprès des légendes dorées, auprès des créations idéales de la peinture, de la poésie et de la musique, auprès de ces mille formes diverses qui concourent toutes à exprimer une joie douce et paisible, un calme divin, une paix angélique, un pur et saint ravissement.

Les œuvres de l'art catholique, appelés à exprimer les sentimens mystiques, donnent aux émotions pieuses l'expression de l'amour. De là les effets qui en résultent et qui ébranlent surtout l'imagination des femmes et des jeunes gens. C'est ainsi que les peintures, dans lesquelles Jésus-Christ et la sainte Vierge s'offrent à la contemplation des saints et des anges, se multiplièrent sous le pinceau du Pérugin et des artistes de l'admirable école de l'Ombrie. Cet amour mystique eût son expression dans la Divine comédie du Dante; il y fut symbolisé dans son amour pour Béatrix. Le Cantique des Cantiques, ce chant d'amour par excellence, était chanté par fragmens, à la suite des Psaumes de David, dans les offices du matin et du soir. Des hymnes d'adoration s'élevaient ainsi vers le ciel, emportés sur les nuages odorans de l'encens, avec les sons harmonieux et solennels de l'orgue, avec les accens passionnés d'une tendresse presque mondaine (1).

Dans les œuvres de l'art païen, l'union de l'âme à Dieu a été exprimée quelquefois par les formes du chaste amour. C'est ainsi, par exemple, qu'elle est exprimée dans le Bhagavadgita. Dans les Pouranas, et, en général, dans les poëmes plus récens, cette union mystique est souvent représentée sous la forme grossière de l'union sexuelle. Ainsi dans l'idylle dramatique, Gitagovinda, composée par Djayadeva, cette union est exprimée par les amours de Crishna et de Radha, avec un luxe de poésie qui touche quelquefois à la licence la plus effrénée.

Nous avons parlé dans le chapitre précédent des exercices recommandés par les docteurs de la théologie mystique, et à l'aide desquels les fervens disciples sont conduits infailliblement à l'hallucination et aux visions. Entre tous ces exercices, la prière occupe le premier rang. C'est dans la composition des prières que l'art mystique a déployé un luxe et une magnificence vraiment extraordinaires. Retiré loin du bruit, dans un pieux recueillement, le dévot mystique trouve dans la méditation et la prière une source des plus délicieuses émotions. Nulle parole n'est prononcée sans que son imagination n'en soit vraiment ébranlée. Il transforme en une série d'images plus ou moins resplendissantes les fictions de la poésie, les ressources de la métaphore qui s'échappent de son âme avec l'oraison favorite. Nous regardons donc comme des œuvres dangereuses les prières qui ont plutôt pour objet d'exalter l'égoïsme mystique, que de formuler convenablement les vœux d'une humble charité. Voyez le dévot mystique en prière : tout entier à l'intention contemplative d'un monde qui l'éblouit et le captive, il adresse de ferventes allocutions aux êtres célestes dont les images se succèdent devant ses yeux; il s'épanche en soupirs et en élans d'adoration, d'enthousiasme et de joie, et ce n'est qu'après avoir ainsi exalté son imagination qu'il va cher-

(1) C'est à l'influence des œuvres d'art, produites par l'exaltation des artistes chrétiens, que nous attribuons certains abus qui se sont introduits dans le culte.

cher le sommeil de la nuit ; qu'on s'étonne s'il y trouve des rêves et des visions !

Les moyens auxiliaires des enseignemens superstitieux qui répandent la terreur des démons, consistent surtout dans les légendes qui racontent les exploits terrestres de Satan, ses luttes acharnées contre de pieux anachorètes, et ses triomphes sur de faibles créatures. Il n'est pas de stratagèmes et de prouesses dont les légendes ne fassent les honneurs à l'ennemi du genre humain. Il n'est pas d'actes de violence dont elles ne rapportent des exemples. A cet égard, l'imagination a débordé non-seulement dans la fiction littéraire, mais encore dans les créations de la peinture. Chaque artiste a donné du diable un portrait plus ou moins hideux, plus ou moins attrayant. Tantôt il se glisse sous la forme d'un reptile, tantôt sous la forme d'un quadrupède. Quelquefois il emprunte les grâces d'une femme séduisante, quelquefois celle d'un homme charnu et grimaçant. Ici il emporte une âme sur son dos de bouc, là il s'assied sur le sein d'un pécheur qui dort. A ces récits, dont on berçait l'enfant, à ces peintures qui attiraient partout les regards, comment les imaginations pouvaient-elles ne pas être vivement ébranlées? La raison était mise fréquemment en péril de succomber, et l'on sait jusqu'à quel point elle s'est égarée. Était-il nécessaire pour cela que les menaces descendissent de la chaire escortées du regard, du geste et de l'accent terribles du prédicateur, que les supplices des sorciers fussent décrétés par les tribunaux civils et ecclésiatiques, et que les bûchers s'élevassent sur les places publiques, aux yeux de la multitude effrayée et crédule? Certes, qu'on s'étonne après cela, que le règne des visions, des hallucinations, de la démonomanie, des incubes, des succubes, etc., ait été si long et si fécond en désordres affectifs et intellectuels !

Ainsi que nous l'avons dit dans le chapitre précédent, le mysticisme dégagé des préoccupations de l'expiation donne naissance à la forme heureuse, expansive et orgueilleuse de l'aliénation mentale. Associé aux préoccupations de l'expiation et aux superstitions, qui les compliquent, le mysticisme donne naissance à la forme triste, oppressive et malheureuse de la folie religieuse. Cette différence s'explique non-seulement par la diversité des enseignemens ; mais encore par la diversité des moyens auxiliaires de ces enseignemens, par la diversité des œuvres d'art qui sont mises au service de l'exaltation mystique. D'un côté nous voyons les légendes raconter les délices goûtées par les bienheureux dans leur vie terrestre, les apparitions divines et angéliques qui sont venues les y soutenir dans leurs douleurs d'exilés ; les miracles qu'ils ont accomplis, les douces émotions qui les ont accompagnés jusqu'au moment de la délivrance ; nous voyons les ministres d'un dieu d'amour faire entendre, dans la chaire sacrée, les noms des légions célestes et raconter les délices des séraphins et des anges ; nous voyons les peintures exprimer la joie d'une sainte et pieuse espérance, qu'aucun nuage n'obscurcit. Les figures sont douces et calmes ; une divine lumière semble déjà briller sur leur front ; déjà l'éternelle béatitude est dans leur gracieux sourire ; déjà l'union ineffable s'est accomplie et resplendit dans leurs regards. D'un autre côté nous voyons les légendes aux récits merveilleux qui saisissent d'effroi ; nous voyons les ministres d'un dieu courroucé faire retentir sous les voûtes des temples les noms redoutés des légions infernales ; nous voyons les peintures exprimer la terreur du désespoir, qu'aucun rayon divin ne dissipe. Les figures sont soucieuses ; inquiètes, l'enfer est déjà dans leur cœur. Il ne faut donc pas s'étonner que malgré l'apparente identité du but, les moyens d'expression dont le mysticisme dispose, produisent des résultats pathologiques qui diffèrent.

C'est au nombre des désordres affectifs et intellectuels qui résultent, à la fois, des enseignemens et des exemples, que nous devons faire figurer les maladies nerveuses épidémiques. Dans ces maladies, l'imitation sympathique ne doit point être considérée comme un phénomène d'impressionnabilité et d'innervation se produisant automatiquement sans l'intervention d'une imagination égarée. Sans doute l'imitation sympathique concourt à propager les plus simples mouvemens du geste et de la physionomie, mais elle ne saurait étendre ses ravages sur des nations entières, pendant une durée de plusieurs années, sans l'intervention puissante des idées répandues par l'éducation sociale. Il y avait autre chose que des faits d'innervation imitative dans ces égaremens frénétiques auxquels se livraient les Thyades athéniennes, dans certaines fêtes religieuses de la Grèce, surtout dans les mystères de Bacchus. Il y a autre chose que des faits d'innervation imitative, dans les excès auxquels se livrent les lingamites de l'Inde, sectateurs de Siva, qui semblent être bien loin de reconnaître dans les images sacrées de l'union sexuelle le symbole antique de l'union mystique. Il y avait autre chose que des phénomènes sympathiques dans cette danse de Saint-Guy mêlée intimement aux superstitions et aux scandales dont le clergé corrompu était la source, dans cette *chorea imaginativa* de Paracelse, dont la double invasion a épouvanté l'Europe centrale. Il y avait autre chose que des phénomènes sympathiques dans cette danse de la Pouille, attribuée à la morsure d'une araignée et dont les mauvaises mœurs s'accommodèrent autant que les préjugés superstitieux. Il y a autre chose que des phénomènes d'automatisme sympathique dans la *danse de Saint-Jean* des Abyssiniens, chez lesquels existe encore dans toute sa force la croyance au zoomorphisme, image vivante, dit Pearce, de la lycantropie du moyen âge. Il y avait autre chose que des phénomènes de sympathie imitative, dans les extravagances des convulsionnaires et des secouristes, qui eurent leur origine sur le tombeau d'un diacre, antagoniste célèbre de la bulle *unigenitus*, et qui durèrent pendant une grande moitié du siècle dernier. Il y avait autre chose que des faits de contagion sympathique dans l'épidémie convulsive de Cornouaille dont la première invasion se manifesta dans une chapelle de méthodistes à Redruth et qui se répandit sur plusieurs villages, en ne s'étendant toutefois que sur les membres de la secte. Il y a enfin autre chose qu'un fait de propagation par sympathie dans les accès convulsifs, qui règnent depuis un siècle dans les îles Shetland, dont le retour se fait remarquer particulièrement le dimanche, et dont les prêtres pieux et éclairés parviennent seuls à se rendre maîtres, etc., etc.

Que ceux qui compulsent les annales des affections nerveuses qui ont régné épidémiquement, jettent un regard attentif sur l'atmosphère affective et intellectuelle, qui enveloppait les malades, ils se convaincront qu'au-dessus des faits d'imitation sympathique, planent des influences qui égarent les imaginations et ajoutent à l'empire des exemples, une puissance sans limites (1). Il faut se rappeler que les faits d'innervation imitative, chez l'homme, ne correspondent pas seulement aux impressions sensoriales, qui sont placées sous l'empire des phénomènes physiques, mais qu'ils correspondent encore aux impressions psycho-cérébrales, qui sont placées sous l'empire des influences spirituelles. En d'autres termes à l'action de l'imitation automatique se joint celle de l'innervation intra-cérébrale qui se révèle par les créa-

(1) La propagation sympathique d'un accès convulsif peut bien gagner dans un moment donné, une salle d'hôpital, une assemblée, sans qu'on doive nécessairement en accuser l'imagination ; mais au-delà de cette double limite, quand il s'agit d'une communauté, d'une ville, d'une classe de citoyens, d'une province, quand il s'agit d'un mois, d'une année, d'un quart de siècle, d'un demi-siècle, d'un siècle tout entier, évidemment il y a autre chose qu'une imitation sympathique. C'est ce qui résulte d'ailleurs de la lecture du savant mémoire sur la chorée épidémique au moyen-age, par le docteur Hecker (*Annales d'hygiène publique et de médecine légale*, tom. XII). Quoique cet auteur semble confondre ces deux ordres d'influences dans uns seule, l'imitation, l'exposé des faits qu'il rappelle confirme l'opinion que nous exprimons ici. Aussi après avoir dit : « Les malheureuses victimes de cette contagion n'épargnent pas même leur propre vie, et de même qu'un troupeau de brebis se précipitent dans un abime en suivant aveuglément celles qui les précèdent, de même on voit des troupes de frénétiques (depuis les filles de Milet jusqu'aux sociétés modernes de suicide) courir au-devant d'une mort, qu'ils se préparent eux-mêmes ; » notre auteur, continuant, ajoute : « *L'exaltation religieuse est de toutes la plus fécondes en maladies, et ce sont celles dues à cette cause qui se propagent le plus facilement par sympathie.* » Plus loin, il conclut en disant que ces maladies « sont trop souvent la suite d'une tendance perverse et fanatique, qui dans tous les temps s'est maintenue sous le voile de la religion, tendance que nous trouvons dans les réunions des Ménades et des Corybantes aussi bien que chez les chrétiens et les mahométans. »

tions de l'imagination. Ce n'est même que par l'intervention de l'imagination égarée, que les désordres de l'impressionnabilité et de l'innervation peuvent se propager à de grandes distances, en dehors des limites de l'atmposhère sensoriale, loin du spectacle des malades. C'est ainsi que se propagent certaines monomanies homicides ou incendiaires. Il est des idées qui sont mises en circulation et qui exercent sur la production de ces maladies une funeste et souvent secrète influence, « idées, dont il importe d'apprécier l'origine, en ce qu'elles ne naissent pas toujours spontanément et qu'elles sont parfois le résultat d'une influence étrangères exercée sur la disposition monomaniaque de certains esprits faibles (1). »

Résumé analytique et conclusion de cette section.

1° L'influence de l'éducation physique et morale sur la production de la sur-excitation du système nerveux est en général évidente et incontestable ; mais il n'est pas aisé, dans les cas particuliers, en présence des faits cliniques, de déterminer d'une manière précise les circonstances dans lesquelles leur intervention doit être accusée.

2° Plusieurs raisons s'opposent à ce que cette détermination puisse avoir lieu dans tous les cas où l'influence de l'éducation est sinon incontestable, du moins très-probable. Les raisons sont d'abord l'absence de renseignemens, l'obscurité des causes, les circonstances ignorées de la gestation, de l'allaitement et de la première enfance qui exercent, selon nous, un empire considérable sur les prédispositions qui se manifestent dans l'âge adulte. Ce sont ensuite la combinaison et la complication des causes les plus diverses qui se mêlent et se confondent dans un même résultat.

(1) *Considérations médico-légales sur la monomanie* (Annal. d'hygiène, tom. X). Le docteur Marc, l'auteur du mémoire, cite à l'appui de cette réflexion les incendies qui, au commencement de 1830, désolaient plusieurs départemens de la France, et en particulier le département du Calvados. Il rappelle le procès de la fille Bai leul, agée de dix-neuf ans, condamnée à Caen le 20 juillet 1830.

3º L'éducation sociale et privée se mêle à tout; elle existe partout, elle entre profondément dans l'atmosphère soit matérielle soit spirituelle qui nous entoure. Il en résulte la difficulté d'atteindre dans la détermination étiologique que nous cherchons la précision que réclame l'application si précieuse d'ailleurs de la statistique.

4º Nous devons, par conséquent, recourir à une méthode d'investigation qui nous permette de faire surgir les influences éducatrices les plus cachées pour les mettre au contact des maladies sur la production desquelles elles exercent une action plus ou moins grande.

5º Cette méthode consiste à décomposer les quatre ordres de moyens dont l'éducation physique et morale dispose dans un certain nombre d'élémens.

6º La mauvaise direction du régime comprend : 1º toutes les erreurs, toutes les négligences hygiéniques commises par la mère pendant la gestation et par la nourrice pendant l'allaitement; 2º les erreurs et les négligences relatives à l'air, à la température, aux habitations et aux vêtemens; 3º les erreurs et les négligences relatives aux alimens, aux boissons et en général aux soins que réclament les fonctions digestives; 4º l'abus ou la négligence de quelques moyens hygiéniques et thérapeutiques et le défaut de surveillance concernant certaines habitudes.

7º La mauvaise direction des exercices comprend les erreurs et les négligences concernant le renouvellement des excitations sensoriales, affectives, intellectuelles et musculaires, les excès du sommeil et de la veille.

8º La mauvaise direction des idées et des sentimens comprend : 1º l'absence de l'enseignement d'un but d'activité honorable et sérieux; 2º l'enseignement d'un but d'activité matérialiste; 3º l'enseignement d'un but d'activité mystique; 4º les enseignemens contradictoires.

9º La mauvaise direction des idées et des sentimens trouve de puissans et dangereux auxiliaires dans les exemples, les arts d'expression et les récompenses et les peines qui tendent à faire triompher les préoccupations de l'égoïsme matérialiste et celles de l'égoïsme mystique.

10° Les émotions et le régime de la mère pendant la gestation, les émotions et le régime de la nourrice pendant l'allaitement exercent sur la production de diverses affections nerveuses, sur la production des convulsions, de l'épilepsie, des aliénations mentales, etc., une influence constatée par l'observation des praticiens.

11° Un air vicié, une température très-élevée, des habitations malsaines, l'insolation, les vêtemens trop chauds ou compressifs, etc., exercent sur la production de ces affections une influence constatée également par les praticiens. Il en est de même des troubles des fonctions digestives, d'une alimentation insuffisante, ou trop succulente, des boissons spiritueuses, narcotiques, etc.

12° L'abus des purgatifs, des médicamens narcotiques, des bains chauds ou froids, les chutes sur la tête, la répercussion d'un exanthème, la suppression d'un écoulement, l'onanisme, etc., produisent, d'après de nombreuses observations, des affections nerveuses qu'on peut attribuer aux erreurs ou aux négligences de l'éducation physique.

13° L'excès ou la privation des excitations sensoriales donnent lieu à la sur-excitation des appareils de la vision, de l'audition, de l'olfaction etc. Des hallucinations sensoriales peuvent prendre naissance sous l'influence de ces excès et de cette inaction.

14° Les excès des excitations intellectuelles donnent lieu à la sur-excitation cérébrale; ce résultat a surtout lieu si les travaux de l'esprit exigent une application forcée; s'ils consistent dans des études abstraites; s'ils sont combinés, comme chez les artistes, à des émotions naturelles ou factices, à la vanité, aux passions diverses; s'ils sont poursuivis avec anxiété, pendant la nuit, si enfin ils sont réclamés sans égard à l'âge et à la constitution. La vie sédentaire et les troubles de la digestion qui accompagnent ces excès en accroissent les inconvéniens. Quant à l'inaction des

aptitudes intellectuelles, elle prédispose à la sur-excitation cérébrale dans les cas où des circonstances impérieuses réclament
tout-à-coup des méditations inaccoutumées.

15° Les affections tristes auxquelles sont condamnés certains
enfans par la sévérité de leurs parens et de leurs instituteurs
exercent une influence souvent signalée sur la sur-excitation du
système nerveux. Les soins trop tendres, l'ignorance dans laquelle on entretient les jeunes gens touchant les émotions auxquelles ils seront exposés dans le cours de leur vie, sont dans plusieurs cas des causes de sur-excitation nerveuse que l'éducation
eût pu prévoir et devait prévenir. Les impressions affectives produites dans l'âge le plus tendre, laissent après elles des traces qui
peuvent être funestes.

16° L'inaction plutôt que l'excès des exercices musculaires
est une source d'affections nerveuses, suffisamment connue. Cette
inaction est d'autant plus nuisible qu'elle est plus soudaine et
moins habituelle, qu'elle s'associe à des travaux intellectuels plus
opiniâtres, à une alimentation plus grossière ou plus succulente,
à une habitation plus malsaine. Les exercices excessifs et forcés
lorsqu'ils sont associés à des émotions tristes sont les seuls qui
puissent être signalés comme concourant puissamment à la production de la sur-excitation nerveuse.

17° L'absence d'un but d'activité honorable et sérieux donne
lieu aux inconvéniens de l'oisiveté, aux désirs frivoles et aux passions dangereuses. La névropathie protéiforme et l'hypochondrie
en sont le résultat le plus ordinaire.

18° L'amour des plaisirs, le désir immodéré des vives et sensuelles émotions, la passion du jeu, sont la source des excès qui
épuisent à la fois et sur-excitent l'organisme. Tous les désordres
intellectuels et affectifs peuvent en résulter. La statistique démontre par un chiffre très-élevé l'influence du libertinage et de
la débauche sur l'aliénation mentale.

19° Le désir immodéré d'une position brillante, de la réputation, des distinctions, du pouvoir, du luxe et des richesses, con-

duit aux déceptions de la satiété et à celles de l'insatiabilité. L'éducation sociale et privée, en exaltant l'ambition ouvre la voie aux invasions fréquentes de la mélancolie et de la monomanie orgueilleuses. L'amour du luxe associé à la pauvreté est le fléau de notre époque. La misère grimaçant le sourire du bonheur est la plus affreuse des misères. L'aisance oisive convoitée par ceux qui travaillent devient souvent, lorsqu'ils l'ont obtenue, une cause de troubles affectifs. Les revers de fortune conduisent un grand nombre d'ambitieux à l'aliénation mentale.

20° L'amour de la vie, le désir immodéré de conserver une santé brillante et en quelque sorte idéale trouve dans l'hypochondrie sa manifestation oppressive. Tout ce qui vient augmenter cette préoccupation et en réveiller les sollicitudes inquiètes, tend à produire ce résultat. Les parens qui appellent sans cesse l'attention de leurs enfans sur leur santé, sur la manière dont s'accomplissent les fonctions de leur organisme, doivent craindre, pour eux, toutes les tristes conséquences de la pusillanimité.

21° Le désir immodéré de plaire que l'éducation exalte à un si haut degré chez les femmes est la source de déceptions infaillibles qui entraînent souvent de graves désordres nerveux. Le bal est le théâtre où la coquetterie déploie ses plus grandes ressources et où elle puise ses plus grandes agitations. Le désir de plaire fait intervenir l'amour comme un moyen d'assurer son triomphe. De là les égaremens de cette passion alimentée à la source impure de la vanité et de la coquetterie qui la dénaturent et en accroissent les dangers.

22° Les enseignemens mystiques ont pour résultat de faire prédominer le désir de jouir d'inneffables délices dans le sein de la Divinité. Ces enseignemens se distinguent en deux ordres. Les uns tendent à faire prédominer la forme expansive de la folie religieuse ; les autres tendent à faire prédominer la forme oppressive. Les premiers propagent l'extase, le ravissement, les hallucinations et les visions agréables ; les autres propagent les terreurs, les superstitions, les hallucinations douloureuses. Cette différence dans les résultats tient à ce que les préoccupations de l'expiation dominent dans ceux-ci, tandis que les ineffables délices de la contemplation prédominent dans ceux-là.

23° Les enseignemens mystiques se manifestent : 1° par les idées qu'ils répandent sur le véritable bonheur ; 2° par les exercices et les pratiques qu'ils recommandent ; 3° par les croyances et les pratiques superstitieuses auxquelles ils s'associent ; 4° par les exemples, les arts d'expression, le culte, les récompenses et les peines qui les propagent et les sanctionnent.

24° Les enseignemens touchant le bonheur suprême sont les mêmes chez les mystiques païens et chez les mystiques chrétiens. Même langage et même égarement, malgré les différences de races et de climats. Quelques citations des principaux ouvrages de théologie mystique suffisent pour en montrer l'influence directe sur la sur-excitation du système nerveux.

25° Les exercices de contemplation les plus extravagans sont commandés et pratiqués dès la plus haute antiquité chez les Hindous. Il importe de connaître ces exercices et les pratiques d'expiation auxquelles ils ont été associés pour concevoir toutes les conséquences pathologiques qu'ils tendent à produire chez les païens et chez les chrétiens.

26° Les croyances et les pratiques superstitieuses sont celles qui concernent surtout le démon, sa nature corporelle, sa puissance sur l'homme, etc. Elles ont produit la sorcellerie, la démonomanie, la lycanthropie, etc.

27° Les enseignemens contradictoires dans lesquels le bien et le mal sont simultanément ou alternativement enseignés, donnent lieu aux mêmes erreurs, aux mêmes passions, aux mêmes désordres affectifs et intellectuels que les mauvais enseignemens dont nous venons de parler.

28° Les exemples, les arts d'expression, les récompenses et les peines sont pour les enseignemens mystiques de puissans auxiliaires, comme ils le sont pour les enseignemens matérialistes. La peinture, les légendes, la musique ont admirablement secondé les aspirations mystiques. Les romans, les drames, l'impunité, de scandaleux exemples contribuent singulièrement à exalter les désirs ambitieux, à propager le libertinage, à égarer les imaginations, à faire naître des émotions bizarres, dangereuses ou grotesques.

29° Les épidémies nerveuses ne sont pas seulement le résultat de l'imitation sympathique. Au-dessus de ces faits de sympathie qui ne pourraient se propager à de grandes distances, planent des enseignemens dans lesquels la superstition et le libertinage trouvent de funestes encouragemens.

SECTION III (1).

Résumé analytique et conclusions.

1° Les auteurs, en énumérant les diverses causes de la sur-excitation du système nerveux, ont rarement signalé les influences éducatrices qui interviennent dans la production de ces causes. La difficulté de discerner dans les cas particuliers, la part d'action qui appartient à cette influence, les a sans doute empêchés d'accomplir cette tâche.

2° Rappeler toutes les causes prédisposantes et occasionelles signalées par les auteurs, pour y chercher les traces de l'influence de l'éducation, et pour les mettre en saillie, c'est à la fois compléter et résumer la tâche qui a été entreprise dans la section précédente.

3° Cet examen démontre que toutes les causes signalées par les praticiens ont été mises, dans la section précédente, au contact des influences de l'éducation physique et morale, sociale et privée. Il ne nous restait qu'à déterminer l'action des enseignemens sur la production de certaines causes politiques et religieuses.

(1) Cette section est intitulée : *Appréciation de la part d'action qui, dans la production des causes de la sur-excitation nerveuse signalées par les auteurs, appartient à l'éducation physique et morale, sociale et privée.*

4° Des commotions politiques ont lieu, des guerres religieuses divisent les esprits ; doit-on attribuer à l'influence de l'éducation tous les désordres intellectuels et affectifs qui en résultent ? Évidemment non. Une génération ne fait souvent que subir les conséquences de révolutions opérées par les générations qui l'ont précédée. De ce que, chez quelques individus, l'aliénation mentale a revêtu une forme religieuse ou politique, on ne doit pas davantage se hâter d'en accuser l'éducation. Bien plus, lorsque la maladie est due à une influence religieuse ou politique, on reconnaît souvent que cette cause est accidentelle, imprévue, et que l'éducation n'en est point responsable.

5° L'ensemble des influences sociales, considérées comme échappant à la prévoyance éducatrice des individus, constitue le millieu social, ou en d'autres termes, l'état de civilisation d'un peuple.

6° Quant au problème de l'influence de la civilisation sur la production de la sur-excitation du système nerveux, nous le croyons insoluble. La statistique ne pouvant reposer que sur des faits précis et déterminés, on ne saurait espérer la solution d'un problème dont les termes sont vagues et reposent sur des élémens incertains ou compliqués.

7° Qu'est-ce que la civilisation ? A quel signe reconnaît-on le degré de civilisation d'un peuple ? Comment peut-on découvrir le nombre des aliénés, des épileptiques, etc., dans des pays où n'existe ni hospices, ni état civil ? Comment peut-on déterminer la différence qui existe à cet égard, entre les différens peuples ? A ces questions nulle réponse. Nous le répétons, le problème étant insoluble par la statistique, reste sans solution.

CONCLUSION GÉNÉRALE.

L'éducation physique et morale intervient dans la production des diverses formes de la sur-excitation nerveuse :

1° *D'une manière générale*, en se confondant avec toutes

les influences naturelles et sociales qui nous entourent, en se mêlant intimement à l'atmosphère spirituelle et matérielle dans laquelle nous vivons.

2° *Dans les cas particuliers*, en ne dirigeant pas convenablement les faits de circulation, de déperdition et de nutrition générales ou spéciales qui sont placés sous l'empire du régime et des exercices, en ne dirigeant pas convenablement les phénomènes d'impressionnabilité et d'innervation qui sont placés sous l'empire des idées et des sentimens.

ERRATA.

Quelques erreurs d'impression s'étant glissées dans le texte, nous prions les lecteurs de vouloir bien les rectifier eux-mêmes. Nous signalerons entr'autres les corrections suivantes.

Page 8, lig. 29, au lieu de : nous avons été conduit à *connaître* ; lisez : à *reconnaître*.
Page 17, lig. 8, au lieu de : ce fait trop souvent *reconnu* ; lisez : *méconnu*.
Page 32, lig. 23, au lieu de : *et* révéler aucun des faits ; lisez : *sans* révéler, etc.
Page 36, lig. 25, au lieu de : dans des *circonstances* ; lisez : dans des *influences*.
Page 69, lig. 21, au lieu de : ces mouches *occupant* ; lisez : ces mouches *occupent*.
Page 70, lig. 20, au lieu de : *il* a lieu quelquefois ; lisez : *elle* a lieu, etc.
Page 108, lig. 33, au lieu de : *malades* qui sont un effet ; lisez : *maladies* qui, etc.

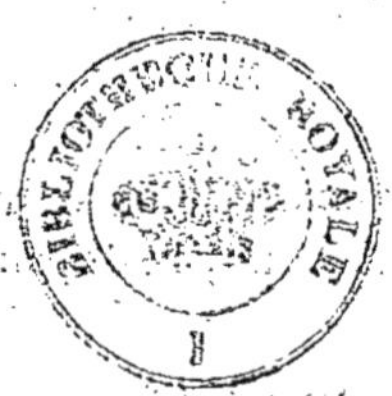

TABLE DES MATIÈRES.